我的看病记

中外医疗体制比较

刘卫 著

中信出版集团 | 北京

图书在版编目（CIP）数据

我的看病记：中外医疗体制比较 / 刘卫著 .－－北京：中信出版社，2019.1

ISBN 978-7-5086-9660-7

I. ① 我…　II. ① 刘…　III. ① 医疗保健制度－体制改革－对比研究－中国、国外　IV. ① R199.2

中国版本图书馆 CIP 数据核字（2018）第 239463 号

我的看病记：中外医疗体制比较

著　　者：刘　卫
出版发行：中信出版集团股份有限公司
　　　　　（北京市朝阳区惠新东街甲 4 号富盛大厦 2 座　邮编　100029）
承 印 者：三河市西华印务有限公司

开　　本：787mm×1092mm　1/16　　印　张：13.25　　字　数：160 千字
版　　次：2019 年 1 月第 1 版　　印　次：2019 年 1 月第 1 次印刷
广告经营许可证：京朝工商广字第 8087 号
书　　号：ISBN 978-7-5086-9660-7
定　　价：48.00 元

目　录

写在前面的几句话

人到中年，上有老、下有小，看病成了生活中必不可少的内容，尤其对于家里的老人更是如此。同龄朋友们聊天的核心话题十有八九离不开老人看病。我虽然生活在国外，但对国内看病难的情形毫不陌生，从看好医院、名医生的一号难求，不得不找票贩子高价挂号，到医院里的人头攒动，住院部的人满为患，还有一些无医保病号的天价医疗费。我有时庆幸自己住在国外，看病时至少医院里不拥挤。但是，平心而论，国外看病也有苦恼。最令人头疼的是预约医生动辄要等几天、几周都不稀奇。名医不是挂号就能看上的，必须通过特定医生的介绍，还要得到公费或私人医保的许可。

于是就引出我的很多回忆，想起自己或周围的人在国内外看病的故事。周游世界在今天已经不是梦想，无论是环游世界的游轮，还是乘飞机飞遍世界各地，只要有钱、有时间，做到这一点轻而易举。然而，在世界上五个主要国家居住并经常性看病，却是极少数人能做到的，我大概就是这极少数人之中的极少数。20世纪80年代后期之前，我住在中国，生于此，长于此。到英国读书一住近七年。90年代中期回到北京，带着当时不足周岁的孩子。几年之后去了加拿大，又辗转到西海岸。从2011年秋天开始，我们又长途迁徙，这次跑得又远又不可思议，居然到了南半球的非洲大陆最南端——南非。在南非驻外的日子几年后结束，我们又海运家当到了美国首都华盛顿，目前，这里是我们的家。这样，我便有了满世界看病的奇特经历以及由此带来的种种感慨和思考，当然也免不了比较。这也是我这些年的经历中与众不同之处。留学和移民的人成千上万，很多人的足迹与我几乎别无二致。但是，因特殊原因而经常看医生、跑医院却不是人人都会经历的。

最直接促动我开始落笔（打键盘）的缘由是女儿在美国做的一次花费十几万美元的手术。但凡听说这个故事的朋友除了惊奇，还有些许好奇：在别的国家看病与在自己国家看病有什么不同？我便决定把那些第一手的故事尽可能原汁原味地记录下来，发表出来，给读者们一些特殊见闻。

写作过程中，我又听说国内对医疗体制改革的讨论很热烈。这个话题已经讨论了很多年。2003—2006年我在国内工作时，就曾通过组织研究课题和参加研讨会等途径参与过当时的讨论。这些年来，改革想必有很大推进，但医疗体制存在的核心结症始终没有找到妥善的解决办法。这些背景让我的写作动力加强。在回顾以往的很多看病经历时，也不能不问：在英国、加拿大、南非、美国看病，与在国内看病有什么差异？各个国家又有什么特点？中国的医疗体制改革是否应该参考国外流行的体制，还是独自探索出一套具有中国特色的医疗保健体系？

在故事开始之前，还有一点必须强调。我居住的各个国家和接触的医疗保健实践只反映这些国家的某个城市和区域。例如，在国内生活时，我主要的看病经历是在北京。到英国后，苏格兰的格拉斯哥是我看病的唯一城市。在加拿大，我先后在中东部的多伦多和西部的温哥华以南的小镇（白石）居住，谈及加拿大看病的经历都局限在这些地方。在南非，我们住在首都比勒陀利亚，看病自然也在这个城市。在美国看病的城市较多，去过纽约、西海岸的圣地亚哥和目前居住的弗吉尼亚北部及首都华盛顿地区。在本书中，为简化起见，我会用"国内""英国""加拿大""南非""美国"这样的表述特指我接触的每个国家的每个城市的医生、医院以及其他医疗服务机构，但并非企图笼统地用一个国家的名称代表某个局部的故事，更无意为一个国家的全部医疗保健体系下结论。我希望避免出现这样的现象：很多评论文字其实讲述的只是某个国家的某个地区发生的具体事件，却动辄用"中国人如何如何""美国人如何如何"为整个国家的、与本事件毫无关联的人和事下结论。不管是褒是贬，都极其不恰当，严重误导读者。我在交谈中也时常犯类似错误。所以在此要特别声明，希望读者不要对本书使用这些国家名称的具体含义产生误解。

本书主要采用的是交叉混合性的叙述方式，以一个国家发生的故事为主线，插入其他国家的类似经历，除非故事只发生在一个特定国家，如《未了的医患"官司"》和《不属"误诊"的悲剧》两个故事发生在英国，《有趣的"话疗"》发生在加拿大。个别主题集中在一个国家，医疗保险公司在医疗保健领域的重要地位（《谁是老大？》）和医疗费用的处理（《病债与非抵押贷款》）以美国的实例为主。故事发生的时间不分先后，更多的是围绕事件的主线将我在不同国家的同类经历放在一起，这样便于比较。例如，关于护士（《护士百态：说不完的故事》、医生（《各国医生素描》）的故事，医院的故事（《形形色色的医院》《儿童医院的记忆》）等，同时写了几个国家的见闻。关于药品报销，看牙、配眼镜的费用等，也综合了不同国家的做法，希望这样的手法能够给读者提供一种纵向与横向结合的视角。

关于感谢的部分，别的作者会写得较长，借这个机会真诚地表达自己对为此书问世而做出贡献的朋友和编辑的辛勤劳动。但我对这部分一向吝啬笔墨，并不是缺少需要我感谢的人。每部作品的诞生，都不是作者一个人的成果，必定包含很多其他人直接和间接的帮助和启发，至少，朋友们是最早的读者和评论员，没有他们的鼓励，写书便是对牛弹琴了。但是，我非常注重保护自己的隐私，也认为我的朋友们亦是如此。因此，还是要重复每本书序言里都要重复的话，感谢大家的支持，在此恕不一一道名。读了这本书，知道我需要感谢谁的朋友心里自然会领情。

自立门户的医生

——家庭、专科医生与医院

20 世纪 80 年代末，我到英国留学。这是我第一次走出国门，外面的世界花花绿绿，一切都很新奇。遍地的花园洋房，铺着地毯的房间，超市里望不到头的各色新鲜蔬菜水果。但最稀罕的事是看病。某天我觉得不舒服，决定去看病，就问我的英国房东，附近哪里有医院（hospital）。她问："找医院干吗？""找医院能干吗？看病呗。"我有些不以为然。没想到她却说："看病不能去医院。除非你是急诊。"我当然不是急诊，但不能去医院，去哪里看病？我觉得不可思议。房东说："去找你的家庭医生（family doctor）。""那不是一样吗？找医生不就是去医院吗？"我觉得她转了一圈等于没说。她立刻说："这可不一样。医生和医院是两码事。"

这怎么可能呢？"医生不在医院，难道在他们自己家里？"我好生奇怪，就开了句玩笑。房东说："医生的办公室（doctor's office）跟家里差不多。就在咱们后面那条街上，就是咱们这一带的家庭医生。"我去了之后发现，那里的确就是普通居民住宅里的一间房子，表面上看，与我们住的地方毫无区别，肯定不是医院，只是门上有个小牌子，写着医生的名字和上班时间。如果家庭医生认为你的病他们治不了，会介绍你到专科医生（specialists）那里，譬如眼科、耳鼻喉科等。去见专科医生也不等于去医院，尽管有些专科医生的诊所与医院在同一栋楼里。见过专科医生后，患者根据自身病情，会被安排做大型、复杂的检查，如超声波、核磁共振等，到这个环节，才会去医院。此外到医院就是为了做手术或者住院。显然，房东说的没错，看医生不等于去医院，世界上怎么会有不在医院上班的医生呢？这让我困惑了很久。后来跑的国家多了，看了各种各样的医生，去过各种各样的医院，最后终于明白：国外的医生和医院完全是两码事，彼此的"经营"是分离的。换句话说，医生们都是"个体户"。

首先说家庭医生。他们不隶属于医院，他们都有自己的或与其他医生共享的诊所。这意味着，他们必须自立门户，独立经营。这要求医生不仅能当医生，可能还需要懂得经营，会开拓市场，才能保证盈利。在收费医疗体制下，医生的收入直接来自患者和患者背后的医保公司，无论费用最后由谁买单，医生的收入都与病人的人数以及收费的高低密不可分。在收费医疗体制下，这非常容易理解。在公费医疗体制的国家，如英国、加拿大，医生的工资由政府支付，看上去，可能经营的压力相对小。但各国情况也不尽相同。英国的家庭医生属于分片制，每个人按居住地到指定的医生那里登记看病，不能随意看其他医生，即便对自己区域内的医生不满意，也不能换。同样，医生也不能拒绝住在自己病区的病人。在这种制度下，家庭医生虽然是独立经营，但收入来源有几乎百分之百的保障，也基本不存在医生之间的竞争。医生的工资由政府支付，政府根据每个区域居住人口分配医生的工作量，并且控制家庭医生的从业人数，通常按地区人口比例批准新的行医执照，防止出现医生和患者比例不合理的情况。从家庭医生的竞争性来讲，英国的医生不存在竞争，端的是铁饭碗。因此那里的医生基本都是个人开诊，规模极小，一位医生，一个护士兼前台，除了看病，不提供任何其他服务，如验血等。

同样是公费医疗体制，加拿大政府对家庭医生的管理方式就不同。如果说，英国政府按照片区内人口与医生比例支付医生工资，不管医生实际看的病人数量是多少，加拿大的家庭医生领取的工资却与服务的病人数量有直接关系。原因在于，患者可以任选和更换家庭医生。家庭医生的分布也无硬性规定，有些地区医生密集，有些地方看医生却要跑很远。一方面，患者可以随意找医生、换医生，另一方面，医生也可以不接受新病人。在这种情况下，每个家庭医生手头的病人数量必定不同，政府为家庭医生支付的工资就必须以病人数量为依据，医生必须达到规定数量才能得到工资。由此出现的一种普遍现象是，手头登记的病人多的医生为了能够给所有病人看病，常常每隔十五分钟就约一个病人。实际上，大部分人看病的时间都会超过十五分钟。不能因为排队等候的病人多，医生就对病人马马虎虎。如果出现明显的误诊，患者有权起诉。同时，因为医生的收入与所看病人的数量挂钩，患者又有自由更换医生的可能，不负责任的医生很可能丢掉病人，所以医生只能认真看病。如果给每个病人看病的时间超过十五分钟，结果排在后面的病人的等候时间很长。我们在加拿大看病的经验是，尽可能约最早的号，到了下午，尤其临近下班时间，等候的时间超过一个小时乃至两个小时都不奇怪。

加拿大家庭医生之间虽然有竞争，但事实上，由于家庭医生资源短缺，几乎没有医生缺病号，约见家庭医生等上几天乃家常便饭。

资源短缺的主要原因是医学院毕业的学生中只有少数愿意当家庭医生，家庭医生相对于专科医生，收入较低，但责任重大。与此同时，虽然医生的收入与患者的数量挂钩，但不是多劳多得，原因是政府给医生的工资是封顶的。病人人数超过一定数量后，工资不会继续增加。这又造成另一种现象：有些医生看满了一年里拿到最高工资的病人数量后，便可以关门打烊，提前结束一年的工作，回家休息或出门度假。有些医生也会在一年内多次长时间休假。我们跟随的一位家庭医生就经常约不到，因为他几乎每一两个月就会休假两周。由于家庭医生之间有一定的竞争性，因此，他们需要考虑经营成本。于是很少见单一医生开业的情况，一般都三五成群地开诊所（clinics），这样可以共享前台、护士、会计和分担场地租金等。这些诊所除了看病，有的附带简单的化验室。有些设在医疗机构集中的专业办公楼，提供各种检查。

在私立医疗体制下，独立经营的家庭医生的确是真正意义上的经营。他们的收入完全来自病人。在这些国家里，病人选择医生理论上没有约束。医生是否接受新病人取决于他们是否想多挣钱。只不过，美国病人选择家庭医生需要考虑其医保公司的规定，即你的家庭医生是否在医保公司的合同医生名录范围内。如果不在，看医生的费用报销就会被区别对待。如果保险公司更换合同医生名单，病人原来的医生脱离合同网络，则需要换新医生。在南非，病人选择医生的考虑通常是离某个诊所更近，或者，某个诊所里的医生水平较高。

家庭医生不在医院工作，有自己的诊所，这比较容易理解，他们的服务完全可以独立于医院。但专科医生与医院也不是一回事，我是通过几次"试错"才认识到。第一次是在加拿大，因为肩膀疼，被家庭医生打发到医院骨科，排队见了医生。他检查后说是"冻肩"（frozen shoulder）（国内又叫五十肩），让我一周后再去找他，并给了我一张名片。到了第二次见面的时间，我径直奔到医院骨科，却被前台拦住，说这位医生今天不在医院出诊，在自己的诊所。我很是不解，骨科医生为何不在医院上班？他们需要用很多设备，例如拍 X 光、打石膏等，怎么离得了医院呢？我掏出医生给的名片，果然，上面的地址与医院不同。到了他的诊所，我发现这里跟家庭医生的诊所并无区别，没有任何骨科专用的设备。原来，到这里来的都是拆了石膏后复诊的。

第二次见识自立门户的专科医生是在美国。当时孩子刚在一位骨科医生那里做完手术，发生术后感染，被送到一家医院急诊室后，我们要求转到该手术医生的医院，这样处理起来方便。但急诊医生的答复是，我们不能把急诊病人直接转到诊所，只能转到医院的住院部。我有些奇怪，那医生明明在医院工作，我们几天前刚在那里做了手术，怎么变成诊所了？于是急诊医生解释说，那位医生的诊所设在医院里，不等于他那里就是医院，他跟医院完全是两码事。我这才知道，连外科手术医生都不归医院管，他们通常与医院在一起办公，只是为了工作方便。

更有甚者，我们几次看急诊，收到账单时却发现，连医院急诊室的医生都不属于医院。在我们不同的收费单里，医院急诊室有一张，急诊医生单独有一份。有几次做手术，连业务绝对离不开手术室的麻醉师都单独收费，跟医院毫无关系。最让我们领教医院与医生绝对是两码事的故事是孩子的一次住院。在医院的五天里，有四位医生给她治疗过，包括一位急诊中心的医生。我们以为这都是医院的医生。出院后查看医保细目，我发现这次住院发生了四五笔费用。除了医院的收费外，这四位医生又各自单独收了费，数额也不相同，急诊的那位医生收得最多。

医生的自立门户使国外医院除了有护士，并没有隶属自己的医生，医生与医院是彼此独立的合作关系。需要时找医生看病，如何收费由医生与患者和其医保公司打交道，与医院毫无关系。医院与病人之间发生的只有使用病房、设备以及护士服务等费用。由于这种制度设置，外国的医院比国内的医院简单许多，业务较少，至少没有门诊看病这个环节，没有医生需要管理，这便大大减轻了医院的工作量。到医院就医、检查和手术，都事先预约好，不必排队。因此，外国医院除了急诊室，总是静悄悄的，看不到人影，如果不是偶尔有穿制服的护士、医生走过，完全没有医院的感觉。

医生、医院各自独立经营是一种非常有利于管理的模式，同时也有助于提高医疗保健体系的效率，降低医疗保健费用。到家庭医生和专科医生诊所看病的成本，无论对医生，还是对患者，都比去医院低。同时这种安排还能够及早发现和预防很多小病，减少因小病不治酿成治疗成本极高的大病。家庭医生制度还能够使稀缺医疗资源，如顶级水平的专家，得到有效利用，不被消耗在应付日常小病上。

当然，正如一枚硬币总是有正反两面，一种制度的设置有其优越性，也有其问题。在有医保公司介入并具有主宰地位的医疗体制内，医生的独立和自负盈亏是一种有效率的制度安排，但与此同时也给患者了解和处理自己的医疗费用带来很多不便。举例来说，医保公司常常与部分医生和医院签订合作协议，形成自己的合同网。网络内的医生和医院以优惠价为该医保公司的被保险人服务，而提供给其他患者同样的服务收取的费用要高，有时会高很多。很多医保公司对网络内和网络外的医生、医院的报销政策有区别，有的会采取一视同仁的政策，前提是网络外的收费在合理的范围内，至于什么是合理范围，需要个案咨询。有些公司拒绝为网络外的收费报销。鉴于这种政策，患者就医前必须搞清楚，哪些医院和医生在医保公司的网络内，这样才能保证不交"冤枉钱"。但是，由于医生们是独立的，他们与聘请他们服务的医院可以在或不在同一个网络内。有些医生为了保证高收费，可以不参加任何医保网络。这样，无论他们在哪里出诊，医保公司都有可能对其收费的报销区别对待。这种情况不是少数，但患者却很难理清。

某杂志就此问题报道过这样的实例：一对夫妇的新生儿因呼吸困难，在重症监护室住了四周才出来。按照这对夫妇的医保规定，这家医院在网络内，因此这笔费用可以全额报销。没想到的是，孩子出院不久，他们就收到"意外"账单，需要自费支付一笔高达5 000多美元的医疗费。保险公司的解释是，孩子看病的医院在合同网络内，但是，在重症监护室工作的医生不属于合同内医生，因此，他们的费用保险公司不予报销。还有位患者需要分开做两个膝盖的手术，做第一个膝盖的手术时，主刀医生是医保网络内的，报销没问题。等她做第二次手术时，该医生却不在网络内了，因此要求保险公司支付的费用也大大提高了。可是，手术已经在很早之前就预约了，来不及取消，这让患者进退两难。于是专家建议，每次看医生前，一定要搞清楚医生是否在自己医保合同网络内，否则会交很多"冤枉钱"。要命的是，医保公司在法律上没有义务知会被保险人哪些医院和医生在其合同网络内，患者只能自己去了解。这种信息还会经常变动，让患者伤透脑筋。在很多情况下，患者根本来不及了解这类信息就必须做决定。在上述新生儿住重症监护室的案例中，难道家长要在孩子生命垂危的情况下，先了解清楚参与救治的医生在不在合同内，了解清楚不在合同内的医生的收费能报销多少等之后，再决定是否抢救？在国内看病，只要搞清楚自己的医保定点医院就万事大吉，从来不用操心某医院里的医生居然不是这家医院的医生这种怪事。

眼花缭乱的医生品种

——评说医科的过细分类

　　我的腰虽然没有大毛病，但也时不时会"捣乱"。到美国不久，腰痛就开始发作（英语叫 back pain），自己贴了几天膏药（现在叫止痛膏）也没见好转。根据以往的经验，我知道理疗会有用，便去找自己的主管医生，请她把我介绍到理疗诊所治疗。但她却说，按这里的规定，家庭医生不能诊断骨科疾病，这种问题必须先看骨科医生，由他们做出专科诊断。如果他们认为必须理疗，才会介绍我去理疗。我恰好认识一位骨科医生，在同一个楼里，他给我女儿看过脚腕骨的毛病。于是，我要求主管医生把我介绍到他的诊所。拿到介绍信，我打电话到骨科医生的诊所预约看病时间。前台女孩安排好时间，然后问我因为什么病看医生，我说了腰的问题。没想到，她回答说，我要见的这位医生不看腰的问题，他只看腰以下部位的骨科毛病。我听了，差点笑出声，从来没听过骨科医生还有这样的劳动分工。于是我问，诊所其他医生是不是可以看腰？答曰，也不看。腰的问题有专业诊所，叫作"腰与脊椎"（back and spine）诊所。我因此知道了，在美国，骨科里又区分了腰和脊椎，以及腰以下部位（也就是腿和脚了）的科目。我好奇而多余地琢磨，如果颈椎（cervical spine）有问题，又该看哪个科？是不是还有专门管脖子的医生？要是脖子或后背的问题，既有肌肉损伤，又有骨头问题，又该归哪个科管？不过，这还不是美国骨科分类的全部。

女儿的脚腕骨有比较疑难的病症，普通骨科医生应付不了，被介绍到华盛顿地区最有名的骨科手术医生（之一）的诊所。我打电话预约时，首先听到的录音介绍说，这里是某医院的"脚、脚腕与手治疗中心"（foot, ankle and hand center），又差点迷惑得不知该如何是好。前些日子刚知道，骨科区分了腰以上和以下，以及后背（腰）和脊椎部位的治疗，没想到又冒出一个专治脚、脚腕和手的诊所。在南非时女儿做过一次鼻腔手术，主刀医生有自己的诊所，只负责鼻腔手术，不看别的病，已经让我们很不解。但鼻腔手术也许还有自立门户的道理，它与身体其他部位干系不大。但脚和腿怎么能分得开？我不由得好奇，如果腿和脚同时出了问题，是不是得分别去看分管腿的医生和分管脚的医生？治脚的医生显然不负责治腿啊，不然诊所怎么会叫脚的治疗中心？如果胳膊和手同时出了问题，也是同样进退两难的境地。更不可思议的是，脚和脚腕还分成两部分对待。脚除了脚腕，剩下的就是脚掌和脚指头，这些部分显然是一个整体，居然还需要区别对待？

到了脚、脚腕和手治疗中心后，我看到的病号果然都是看脚和手的。如果石膏打到了脚以上的腿部，那是为了有足够的高度固定石膏，病人的腿并没问题。给女儿做手术的医生的确是只负责脚腕手术的专家。诊所里陈列着他的从业简历和做过的主要手术。天啊，他从医学院毕业后就开始在骨科手术领域里专门治疗脚腕，三十多年里的全部手术都是给这个部位做的。有这样的医生给女儿做脚腕手术，当然让人很放心。美中不足的是，这位脚科医生的确只关心脚，似乎身体的其他部位都与他无关。譬如，手术后让孩子服阿司匹林，防止因为长期卧床形成腿部血栓。但是，他却并不安排必要的理疗师训练孩子学习在床上的生活、活动腿部，以及如何安全地从床上换到轮椅，从轮椅换到厕所马桶，如何安全地使用助步车和拐杖等。显然，这一切都与他的脚腕手术专业无关。

在美国看病还遇到一个奇怪的医生科目，感染病医生（infectious diseases）。女儿两次因为感染住进医院，最初的（不知什么科的）医生用广谱抗生素之后效果不明显，第二天便转至感染科。专治感染性疾病的医生当然对各种病菌很了解，也能马上有针对性地用药，于是孩子的症状很快消失了。医生叮嘱我们，十天后去他的诊所复查。我又诧异了一番，原来感染科也有专门的诊所，什么样的病人需要到这样的诊所就诊呢？到了诊所一看，居然有六位医生在这里轮流出诊（他们其他时间在各个医院里看病），可见需要看感染科的病人一定不少。我有些纳闷，如果不是急诊，主管医生检查出病人有感染，难道不能给开点抗生素吗？有必要设一个专科来治疗吗？感染只是生病的一种原因和症状，全身各个部位都可能因为某种原因而引起感染，这种疾病不可能按身体部位决定该由哪个科负责，也许感染科就应运而生了。感染科医生的武器似乎就是各种抗生素，也许称他们为抗生素专家更为恰当。（最近刚知道，国内的医院也有感染科，但通常也是其他科医生转诊过去，因为很少有人能自己判断自己得的是不是感染科的毛病。）

更有趣的经历是看牙。看牙找牙医（dentist），这是常识。我们也一直在一位牙医那里看牙。直到女儿因为牙龈严重感染住院，才知道管牙病的除了牙医，还有其他更专业的医生。女儿从医院出来后，便被打发到叫作口腔手术医生（oral surgeon）的诊所。这里医生的任务是检查她的牙龈以及牙本身到底出了什么问题，以决定是否应该拔牙。但是，口腔手术医生拍了 X 光片后，只能确诊她的两颗牙坏了，坏到什么程度却无法确定。为进一步确诊，我们又被送到叫作牙髓专科医生（endodontist）那里。这里的医生用 CT 扫描诊断病情，检查的结果是孩子的两颗牙齿都已经坏得很严重，其中一个虽然可以通过牙根根管（root cannel）挽救，但不能保证将来不出问题。最后的结论是，最好把两颗牙都拔掉（extracted），这样一劳永逸。现在有了植牙技术（implant），装假牙不像以前那样痛苦和难看。于是我们决定让医生拔牙。没想到，这位牙医说，她不能拔牙，拔牙需要回到我们刚看过的口腔手术医生那里，这事归他们管。牙髓科医生只负责，或者说，只能看牙根部的牙髓，不看其他牙病。他们的治疗范围比普通牙医窄，但他们同样需要完成牙医的全部课程，才能取得营业执照。

在回去找口腔手术医生的路上，我不由得想，拔过牙后的植牙是不是又要找某种专科医生？我在南非植牙，由专业牙医（不是 dentist）把牙骨和螺丝柱做好后，的确被介绍到另一位专业牙医那里做牙冠。而这位牙医的诊所只负责做模子，牙冠本身由某实验室制造，然后由这位牙医镶牙。他并不提供其他服务，当时着实让我长了不少见识，牙科里居然有医生只负责量牙模和镶牙。还好，在美国这里，口腔手术医生也负责植牙。只不过，他的任务只是在牙骨上打入带螺丝口的金属柱，镶在（用螺丝拧在）铁柱上面的牙冠还是得"另请高明"，这次是回普通牙医那里。如此，这趟看牙至少要跑三个地方。最初给孩子看这两颗坏牙并做了牙冠的恰恰就是普通牙医。饶了一大圈，最后还要回到原地。越想越无解。最早的叫作牙医的牙医为什么要在明明坏了的牙上做牙冠呢？为什么不决定拔牙？是因为牙冠几乎是牙医赚钱最多的治疗项目吗？不谈他们从保险公司拿到的部分，单患者自费的部分就达上千美元。于是，选择做牙冠最明智。拔牙的自费部分只有几十美元。还是作为普通牙医，他不能拔牙？如果决定拔牙，需要把我们转给其他医生，他还是少了一桩生意。假如牙科没这么多分类，全部问题都由一位牙医解决，我们就不会绕这么大的圈子，让孩子受这么多痛苦，最后才得以彻底解决问题。但是，牙科的分工还不止这几样。还有一种牙医专门负责矫正牙及颧骨和进行牙骨修复，他们被称为正牙医生（orthodontist）。青春期的孩子大多都戴着的牙套、牙箍，都属于他们的业务。这类牙医比普通牙医需要的专业训练更多，他们学完牙医后，还要进行专业学习，才能进入这个行当。为了一颗小小的牙齿，就"涌现出"这么多专家。人的身体比牙复杂多了，分成数个专业也就不足为奇了。

早期的医疗是不分科的，把身体作为一个整体医治，无论西医还是中医，都是如此。随着人类对自己身体认识的加深，医学科技的发展，医科的分类越来越细。先是分成了内科、外科、小儿科，此后几大科又细分，出现了眼科、耳鼻喉科、骨科、皮肤科，内科里分离出心血管、神经内科、泌尿科，外科的分工更细，心外科、脑外科、神经外科等。似乎医学越发达，科目分得越细。于是乎，在国内看病，患者首先需要自己搞清楚，自己身体的毛病属于哪个科管？不然，白排了队，挂了号，又排队见到了医生，结果很快就被打发出来，让去挂别的科。作为基本不懂医学的外行来说，有时的确会被搞糊涂。这里首先要区分症状与病因，如果出现的只是症状，如头痛、肚子痛、嗓子痛，该去哪个科看？头痛可以去内科，也可以去神经科，头痛显然是脑部神经系统错乱造成的吧？后来才知道，有些头痛却与脑后部和脖子的肌肉痉挛有关，这又该看哪个科？肚子痛似乎不是内科的事，但也不该去看外科，外科是做手术的科室。嗓子痛，可能是感冒引起的，也可能是其他毛病引起的，如咽喉炎等，应该去耳鼻喉科还是内科？这些问题在国内，都需要患者自己先理清楚，才能对症下药，找对科室。换言之，需要患者先对自己的症状背后的病因做出初步判断，再去找医生。日子久了，作为患者的外行人也会被锻炼成半个医生。我在国内看病时生的病还不属于疑难杂症，尚未陷入该挂哪个科的号的"泥潭"。

前面已经提到了，国外的医生分类更细致，如果要自己判断该去看哪个科的医生，更是难上加难，光是不同类别的医生的名称就会把人搞得晕头转向，没有字典寸步难行。在国内，虽然有很多科别，但对医生的称呼是一样的，区别只是把科目名称加在医生前面，于是就有了"内科医生""外科医生"等。在国外，每种医生的名称都是不同的，有些医生的名称和所属领域之间似乎没什么直接关系，这让按领域找医生的任务更加困难。譬如，内科叫作 internal medicine，而内科医生的名称却是 physician。外科不叫 external medicine，成了 surgical，倒是做手术的外科医生名称跟科目有关，叫 surgeon。眼科医生居然叫 ophthalmologist。出于好奇，我查询过我们地区唯一一家医疗企业（INOVA）体系中的医生分类，居然有将近三百种不同领域的医生！如果要把每类医生与其他类别医生的职责分工搞清楚，足够出一本医生类别大词典了。况且，这么细的分工必定产生各科之间重叠的现象，例如，美国有家庭医生（family doctor）和内科医生（inter medicine）的区别。前者负责全家人，包括大人和孩子的医疗，后者只负责看大人的病，孩子则需要另注册一位儿科医生。也就是说，这两类医生看的病都一样，只不过后者不看儿童的病。这种区分有多大意义呢？

万幸，我生活过的几个国家都有家庭医生或主管医生制度，所有的病都要先经过他们这一关，然后由他们决定把你送到哪个科别的医生。可能因为这种制度安排，外国人对医疗的不同分科两眼一抹黑。如果问他们，某种症状该看哪个科的医生，他们会回答说："不知道，这事儿归家庭医生管，他们让找谁就找谁。"此外，自己要记住去看的医生如何称呼，也够头疼的。数年下来，自己和家里人疾病较多，需要看各类医生，也记住了不少名称，经常跟人吹牛说，自己很"精通"西方医疗体系中医生们的称呼。到了美国之后却发现，这里医生的种类多得令人眼花缭乱，前面的例子涉及的原来的那点知识不过是九牛一毛。

专科医生的出现当然是因为他们专于一个相对狭小的领域，所以可以把问题研究得很深入。人的精力是有限的，或是全，或是专，只能专注于一项任务，这样才能把这项专业做得更好、更精。但弊处是，各种不同科目的医生通常只负责自己的治疗范围，并不关心身体的整体情况。常常是"只扫自家门前雪，哪管他人瓦上霜"。有些时候，这种做法会引起严重后果。例如，我女儿有血压低的问题。起先看神经科医生，他给开了一些药。后来因为心脏感觉不适，去看了心脏科专家。心脏科医生自然也关注她血压低的问题，因为血压与心脏相关。看到神经科医生开的药，从专业角度出发，他认为这样用药不合适，于是开了一种他认为更合适的药。但这两种药是否该一起吃，医生却含含糊糊。根据常识，我们停了以前的药，改用新药。结果，孩子的血压上去了，心脏却出现极度不适，最后不得不看急诊。诊断的结论是，前一种药万万不可突然停下，必须逐渐减量，女儿的症状便是停药太急造成的。所以不用治疗，恢复用神经科医生的药，暂时不要用心脏科医生的药，症状就会自然消失。回家路上我不禁想到，对付同一种症状，不同领域医生的意见如此不一致，而且并不关心自己的治疗方案如何与先前的治疗方案安全过渡和衔接。假如医科不是分得过细，这种问题就不会出现。如果我们的主管医生负责此事，也不会出现这种情况，可惜，这些问题超出了她的专业和职责范围。

还有一个实例也可以反映各科只管自己的问题给患者造成的伤害。某一年，女儿从脚腕手术开始，先后又因肠胃感染、牙根感染住院和治疗。虽然过度的 CT 扫描对人体有害，但这种技术在诊断方面的准确性无可替代，于是，每科的医生都要给她做扫描。脚腕科先后扫描了四五次，两次看急诊又扫描两次，每次从急诊转到住院部，当天又要再次被扫描。为了查清牙根病情，又被牙根医生扫描。如此，一年里这个身高不足 1.60 米的身体上经历了多少次辐射，造成多大伤害，没有哪个医生操心，或应该操心。我们能看出来的是，她虽然休学在家调养，该治的病都治好了，营养也不差，但身体依然羸弱不堪。

又比如，我们经常因为皮肤的各种问题看皮肤科医生，但他们只开外用药，从来不开内服药。他们的职责只是皮肤表层的问题，用药膏或药水涂抹止痒或止痛。人的皮肤由三层构成，皮肤科医生只管最表面的那一层。深处的问题该谁管，到现在我也搞不清。我的皮肤很干痒，每次去看主管医生，他都是让我去看皮肤科。每次去皮肤科，都是开几种止痒的药和被告知经常用润肤露。若干年了，没有医生能解释为什么皮肤会干和痒，尽管我清楚地了解，这种痒与精神紧张有直接关系。精神紧张显然不归皮肤科医生管。也许皮肤科还需要继续细化，以便能研究清楚皮肤之下的问题。而以分科很少为特征的中医采用中草药的全身性调理，对解决皮肤的干痒问题反倒能起很大的缓解作用。

医科在不断地将自己细化，或称之为专业化。但人的身体依然照旧，疾病并未随着名目繁多的专科医生的出现也变得专业化，一次只有一个部位孤立地出毛病。相反，现代社会里出现的很多疾病往往是"全科性"的，单科医生很难解释。于是就有了各科会诊的必要。各科会诊只会发生在住院病人身上，而且是疑难病症，不是每个患者都能够让身体享受全科医生的会诊。一旦发生各科对病情的不同分析和治疗上的冲突，就有可能造成不必要的不良后果。我认识的一位老人因为前列腺问题就医，医生决定要动手术。为了保证手术不出现大出血，医生要求他停服促进血液流通的阿司匹林，却并未交代和辅助任何手段监控其可能出现的血栓问题，可能这不归前列腺医生管。结果，前列腺手术做完不久，他因为停服用了多年的阿司匹林，就出现轻度中风。好在就医很及时，尚未造成严重后遗症。人的身体显然是一个复杂的综合体，分工太细是否与当初发展专业化的初衷背道而驰了？

医科分工超细的后果是，单一的全科医生似乎不复存在，或者没必要存在了。在国内，也的确找不到全科医生了，病人只要到了医院，就要分科室看病。最接近全科的是内科，但内科也有管辖范围：不负责腹部以下的部位，不管皮肤表层的问题，耳鼻喉不看，眼睛更不属于他们的职责，因此，他们也绝算不上全科医生。在西方国家，在医科分类很细的地方，反倒有准全科医生的存在，主管医生（家庭医生）便属于过去的全科医生了，什么小病都应该能应付。在英国、加拿大和南非，家庭医生的确在医疗保健方面扮演重要角色，除非有大病，一般情况下患者不用跑去找专科医生，更不必往医院跑，家庭医生都能解决。但美国的主管医生的角色似乎就是中转站。去看主管医生的目的，或是请他们转诊到专科医生，或是已经有专科医生的诊断和处方，需要续开一些主管医生也可以开的普通药。

人体原本是一个整体，用整体的方式来治疗，是有道理的。但通科治疗是否比分科治疗更有效，也不能一概而论。随着医学的发展，人类对自身的认识大大提高了，了解了很多疾病的原理，于是医生们开始各负其责，把身体分成不同部分治疗，这对局部性疾病很有效。但也会引出上面提到的问题。分科过细产生的不良后果暂时没有找到合适的解决办法，但还是利大于弊。有时候我会产生这样的奇怪念头：对医疗保健行业来说，是不是最好把人体大卸八块，这样更便于各科各负其责？或者把身体的每个有科室负责的部分用不同色彩标识出来，作为常识普及给民众，这样哪个部位出了毛病，大家也就知道该找哪个科的医生看病。接着前面一章的主题，国外的医生们不但自立门户，还把自己的头衔搞得令人眼花缭乱。

各国医生素描（上）

——记中国、英国、加拿大的三位医生

医生自立门户也好，品种繁多也罢，虽然在国内外看病的几十年里，见过的医生不计其数，但绝大部分都只有一面之缘，能够记住姓名的不多，能够记住故事的更是凤毛麟角。本打算写写在我住过的五个国家里还记得住的、有些特点的医生，居然费了一番脑筋才想起几位。我选了七位医生，他们并非多么具有代表性，只是因为种种原因被我记住了。透过他们，至少从某些角度可以看到各国医生的不同形象。因篇幅过长，这里只讲三位医生，其余几位放在下一章。

京城名医张作舟先生

京城偌大，像我们这样的普通人看不算疑难的病，极少会看到名医。但我们 20 世纪 90 年代中期在国内居住时，就有幸遇到了被誉为京城十大名中医的张作舟老先生。

去找张先生的缘由是孩子的湿疹。孩子出生不久就发现有湿疹，

在英国时，医生表示这种症状属于先天性的过敏体质，没有办法治疗，只能用各种润肤品尽可能保持皮肤滋润。回国后最初的一两年，她的症状大有好转。但两岁多刚开始上幼儿园时，湿疹又复发，还很严重。因为太痒，孩子忍不住抓挠，疹子被抓破后，满脸流黄水，看着很吓人。虽然湿疹不传染，但幼儿园小朋友的家长们还是向老师提出，让我们的孩子不要再去幼儿园了，否则他们不敢送自己的孩子去。不去幼儿园当然不可能。幸好，有位好心的家长通过老师给我们介绍了一位专治皮肤病的老中医，让我们去试试。这位医生叫张作舟。当时我们并不知他是名医，也没指望他真的能治好孩子的先天性毛病。在那种情况下，只能死马当作活马医，至少，他可能会给开点中药的药水涂涂，兴许能缓解孩子的症状。

当时张先生周末在一家企业的诊所坐诊，那里简陋得还不如我们单位的医务室，冷冷清清，没几个病号。这种地方要是没有人介绍，谁会知道呢？我们开始嘀咕起来，在这么简陋的地方出诊，又没几个病人，这医生靠谱吗？见到张先生后，我的想法立刻改变。首先是他的外表就让人感到信任，一脸诚恳，面带微笑，虽然介绍人说他是老中医，但看上去也就六十出头。他坐在那里，但仍然显得高大健壮。眼不花，耳不背，坐得笔直，比我们这些不到四十岁的人还精神，看来保养很到位。他见到两岁多的孩子，立刻表现得很慈祥，弯下腰很耐心而小声地问孩子哪里不舒服。听我们介绍了病情，查看了孩子的湿疹，他说，这种病不是马上能治好的，得有耐心。然后开始边琢磨，边写药方。开好药之后，他特意叮嘱说，给小孩子吃汤药，很困难，所以，熬的时候尽量把水煮到很少，够几汤匙就行，多了的话，孩子喝不了，药的浓度不够，效果会受影响。另外，七天后再来复诊，调处方。这是传统中医的用药方式，每个人的身体不同，对药的反应也不同，因此，每服药都需要不断调整，最后达到效果最佳的配方。我们问到是不是应该用些外敷药减轻症状，他说那不解决根本问题。

我们带着药，半信半疑地回家了，对用内服的中药治疗西医认为不可能治愈的皮肤病还是不敢抱太大希望。神奇的是，喝过几次药之后，孩子的湿疹虽然没有消失，但开始发干，也不那么痒了。坚持了好几个月，药方调整了很多次，其间张先生从先前简陋的诊所换到另一家比较正式的中医堂，孩子的湿疹也终于从脸上基本消失了。至少她不再说痒了，脸上没有红斑和黄水了，我们十分感激和钦佩张先生。后来我偶然在一本《京城十大名医》的书上见到张作舟的名字，茅塞顿开，难怪他有这么高的医术，原来悬壶济世几十年了，我们见他的时候他已经快八十岁了。

因为对张先生的信任，过了若干年，孩子已经八岁了，脸上又出现轻微的湿疹，我们便打听到张先生新的出诊地点，北京中医药大学国医堂分店，于是我带孩子又去找他。那时孩子因脚腕骨折，双腿穿着特制的塑料护腿，炎热的夏天还不得不穿着高筒袜。八十多岁的张先生与五六年前没什么变化，依然精神矍铄。一见到孩子，便开玩笑地说："你是不是喜欢踢足球啊？穿这么漂亮的长袜？"孩子听了，有些得意地笑了。那时候，她很为自己这双笨拙的护腿恼火，尤其是夏天穿裙子时，但凡见到她的人，没人不像看动物园的稀有动物似的盯着她的腿看半天，从来没人像张先生这样开玩笑。这次因为病情不重，吃过几次汤药就解决问题了。她对自己"丑陋"双腿的"痛恨"也缓解了很多，每逢有人好奇地打问，她总是学着我的样子说，没什么，脚不小心崴了，所以得保护起来。对此，我们由衷感激张老先生。他不但治身体的病，还缓解了孩子心理上的病，真是神医。

因为张先生的神奇，我们还把他介绍给住在国外的、青春痘爆发严重的侄女。可惜，她只能短期回国看病，无法按照张先生的要求，每周去调整处方，连抓中药都有困难。他们曾询问张先生是否可以给些中成药，但他回答说，中成药给所有人提供同样的处方，不能根据每个人的病情调整，不符合中医的治疗原则，所以效果不好。看来在不少中医已经放弃经常修改药方的烦琐做法和一服药吃到底的时代，他依然固执地坚持着中医的传统，而且这传统对于中医能够治疗的疾病来说，被证明是有效的。

"侵犯"患者隐私的英国医生

20世纪80年代后期，我到英国留学，在那里一住就是七年，其间还生了孩子。那些年里接触过不少英国医生，但几乎都没留下多少印象，只有一位同样也不记得姓名，连模样也记不得的家庭医生让我"永远铭记"。

我刚到英国不久就因为身体不适，不得不去看医生，这是我第一次见外国医生。医生的诊所就在居民区里，如果门上没有那个小小的写着医生姓名的铜牌，跟我们住的房子没任何区别。进门后我先在护士那里登记，然后就跟其他患者一起坐下等候。这个等候大厅很阔气，足有五六十平方米大，布置得很讲究很有品位，地上铺着深红色地毯，天花板上的深褐色水晶灯透着一种厚重，患者都坐在沿墙摆放的软座椅子上。还没见到医生，我就对他平添几分钦佩，到底是英国，医生的诊所都与众不同，在国内哪里见到过这等豪华高级的医院。在这么讲究的地方看病的医生，一定很有经验。轮到我后，我进了医生的办公室。难怪这里人把医生诊所称为医生办公室（Doctor's Office），这里的确是间办公室，没有任何陈设让人联想到医生或诊所。一脸严肃的医生坐在一张超大的深褐色厚木写字台后面，西装革履，还打着领带，既没穿白大褂，也没挂听诊器。他的长相是极典型的英国绅士模样，五官端正，但给人一种冷冰冰的感觉。见我进来后，他毫无表情地示意我坐在他对面的椅子上，然后问："今天为什么来这里（What brought you here）？"我听了有些不快，这不是明知故问吗？来这里当然是看病，不然的话，我为何要在这里排半天队？我有些结结巴巴地开始叙述我的病情，大致是小便时下腹部有些痛，还有发热的感觉。医生开始低头写病历，然后问："怎么个痛法？"我想了半天，也不知该怎么形容那种特殊的热和痛，那时我的英语还没好到可以毫不费力地描述自己的病情。其实我在此之前可以先找认识的、英语好的朋友咨询清楚，把需要的词汇准备好。但我认识的仅有的几个留学生都是男生，怎么好意思跟男生说这类问题。看我半天不语，医生抬头提示了一句："是那种灼烧样的热（burning hot）吗？"我赶紧像被救场一般点头，对不苟言笑的医生多了分感激。但他接下来的话瞬间让我陷入一种震惊、尴尬和愤怒之中。

他问："你最近更换性伙伴了吗？"我就是英语再差，性伙伴（sex partner）这几个字也还是完全听懂了。这几个字在中文里可不是什么好词，而且还用在我身上！我顿时脸涨得通红，带着几分愠怒看着低头写字的医生。他没听到我回答，抬头看了我一眼，我更加无地自容，赶紧替自己辩白说："我已经结婚了。"他反倒有些不解地看着我。我又赶紧补充说："我丈夫不在这里，就我一个人来留学的。"

医生似乎压根没听懂我说了些什么，自说自话地继续说道："如果你新换了性伙伴，发生这种问题的可能性就很大。当然，也可能是别的原因。"我还没从刚才的震惊和尴尬中缓过劲来，他又用这几句话"侮辱"我。我真想狠狠地还击他，可惜，一是英语不给劲，不知怎么说，二是，没等我开口说话，医生已经把处方递过来，说，吃点药就行了。拿过处方，除了青霉素那个字我认得，后面的内容像密码一样。我问："怎么个吃法？"医生有些急于打发我走，说："药剂师会告诉你。"

我赶紧站起来，逃跑一般离开了医生的诊所。护士在后面问，"需要约下一次的复查（follow up）吗？"我快速说了句"不用（No）"，便怒冲冲地推门就走。边走边怒气未消地想着，不是都说英国人很有涵养而含蓄吗？这医生怎么恰恰相反？这么露骨和不尊重患者隐私，公然用这种问题侮辱人。而且，看病只有几分钟就把人打发出来，连到底是什么病，发病的原因，为什么要用青霉素，一天吃多少，吃几天等基本的问题都不解释，就算看完病啦？护士还问要不要再约，我恨不得再也不见这医生了。结果，事与愿违，我用药的第二天，就浑身起疙瘩，奇痒无比，后背挠不到的地方更难受。懂行的人说，这可能是药物过敏。无奈，只好又跑去看那位医生。这次看得更快，进去后看了我的疙瘩，马上说，停下青霉素，吃抗过敏药，然后又把我打发走了。于是我开始吃抗过敏药，每天吃得晕头转向、昏昏欲睡。我又开始"抱怨"那医生折腾人，但据说抗过敏药就是让人睡觉。有朋友还建议我多喝水，这样过敏素排泄得快。几天后，疙瘩消下去了，下腹部居然也不疼了，搞得我莫名其妙，早知不用药，症状也能自己消失，早知英国的医生这么"没修养"，我宁可多忍受几天痛苦，也绝不会排半天队，遭那医生的"羞辱"。很多年后我回国工作，又时常出现同样症状，国内的医生确诊为尿路感染，用诺氟沙星（氟哌酸），很见效。后来我干脆自己准备了这种药，连医生都不用看了。也知道了，如果发病初期、症状还不太严重时大量喝水，症状就能缓解，甚至完全消失。

现在在国外住久了，也明白当时那位医生的问话在西方很正常。我的回答又的确属于所答非所问，结婚与否，丈夫在不在，跟某个人的性行为没有直接联系。只是这种问题用到刚出国的中国人身上，让我有些不适应。而且，客观地说，患者在家庭医生面前，的确毫无隐私可言。假如医生是名副其实的家庭医生，全家人的病都归一个医生管，连夫妻间的那些私密，在医生面前都不再是隐私。这位医生对我的唯一贡献是让我的病历上从此增加了"对青霉素过敏"的注释，此前我在国内曾连续打过一个月的青霉素针，从来没出现任何副作用。

这位我连形象都彻底忘记的医生并非个例，在英国住久了，耳闻目睹和亲身经历证实，英国的绝大多数家庭医生都是这种风格，连看病都带着英国绅士的味道，高高在上，不容置疑，过于自信，慎于开药。在我们看来是"病"的病，在他们眼里根本不是病。记得我的孩子三四个月大时，有次七天未排便，去看另一位家庭医生，他居然认为这没什么大惊小怪的，小孩子不排便，是因为不需要排。我虽然不懂医，但直觉上都感到不对。可医生就是坚持他的看法，什么药都没开，什么建议都没有，就把我们打发了。万幸，留学生中有位国内的儿科医生，她立刻指出，这种情况必须赶快采取措施，不然体内的毒素排泄不出去，会影响孩子的饮食、消化等。在她的指导下，我们采取了行动，用非药物的办法解决了问题。

有眼不识泰山：记加拿大科尔医生

认识科尔医生（Dr. Cole）是因为孩子的一种莫名其妙的脚腕无痛症。在加拿大看医生通常要排队很久，尤其是看治疗这种比较偏科的疾病的医生。我们经介绍见科尔医生的时间约到了三个月以后，后来经过努力，也等了一个月才见到他。最初我对他的印象并不好。当时在人满为患的候诊室等候了好几个小时，终于轮到我们时，先是护士、后是年轻的助理医生来检查半天，然后我们被打发去拍 X 光，又等了许久，科尔医生才带着几个学生前呼后拥地露面。他个头不算高，看上去是个中年人，面部毫无表情，不像每天跟小孩子打交道的儿科医生。他只是看了看孩子肿胀得粗大的脚腕，让她走了几步路，就给下了结论，说这是一种罕见的无痛症，目前没有任何治疗办法，只能保护。具体措施就是给孩子戴一副从脚到小腿部的保护器，这样走路就不再用脚腕，而是用大腿。更浇了我们一头凉水的话是，他认为，目前只是一个脚腕出问题，以后另一只脚，乃至手腕，都有可能出现同样的问题。我们还没完全消化他说的这些话，他就结束了诊断，交代护士让我们半年后再来复诊。这个过程大约不到十分钟。看着他带着几个助手浩浩荡荡地离去，我们有些不知所措，对这位傲慢的医生产生了敌意，同时也怀疑他这么干脆利落的判断是否准确。几周后，我们又约了同一个诊所的另一位医生，希望得到第二种意见的诊断。另一位医生给出的结论是，他完全同意科尔医生的诊断。我们只好暂时接受了这个残酷的现实，给孩子戴上她很不情愿戴的保护器。

再去复查时，科尔医生又建议我们给孩子的另一只脚也戴保护器。当时那只脚好好的，没有任何症状，我们有些抵触。按照他的思路，我们是不是也要把她的两个手腕也保护起来？甚至是不是干脆让她坐轮椅，脚和腿都不再用力，会更有保护作用？我们把这个想法告诉了科尔医生。他看了看孩子，把我们带出观察室，轻声地说，孩子的身体保护固然重要，但也要考虑她的心理承受能力。设想一下，这么小的孩子就像戴盔甲一样，浑身都被固定住，她会是什么感觉？如果现在就让她坐轮椅，她会从此认为自己是个残疾人，再也无法与别的孩子一样享受童年，这些心理因素一定要考虑。我们听了，不得不钦佩科尔医生不但看身体，也重视孩子的心理影响。以前看病，只关心如何把病治好，为此可以不惜任何代价，大人孩子都如此，从未想过还会产生负面的心理影响。于是我对科尔医生多了些感激和钦佩。这次看完病，科尔医生安排我们去见理疗师和心理医生，帮助孩子从各方面适应眼前的问题。心理医生发现孩子因自己的毛病而产生了自我责备情绪，从此我们也特别注意这些方面的教育。半年之后，孩子的另一只脚在没有任何创伤的情况下，果然出现了科尔医生预言的症状，让我们更加信服他料事如神的判断。还好，孩子的手腕和身体其他关节再未出现同样问题，让我们松了口气。因为科尔医生的提醒，我们后来不断给孩子灌输她与别人没什么不同，也是一个正常孩子的思想，要像正常孩子一样要求自己和做所有力所能及的事情。这对孩子非常重要，开始她还觉得穿保护器难看，后来适应了，夏天穿裙子也满不在乎了。她现在已经是成年人了，心理上并未因六七岁以来身体的遭遇而受到负面影响。

带孩子看科尔医生的那些年里，我只知道他一定是多伦多地区最好的专家。这期间，我们曾带孩子到美国见了一位世界一流的遗传病专家，她继而把我们介绍到自己的合作者、一位儿童骨科专家那里。他听说我们在多伦多是科尔医生的病号，立刻说，我们是同行，科尔医生很不错，是北美最好的医生之一。这倒也不是太令人惊奇，多伦多儿童医院号称是北美最好的儿童医院之一，在这里行医的医生或许就是北美有名的医生。

我们在离开多伦多前最后一次找科尔医生复诊时，他听说我们要回中国，便提起自己很快要去香港讲学，这让我有些另眼相看。在我心目中，加拿大医生的水平不如美国，能享有国际声誉的就更凤毛麟角。回国后我有次跟一个香港的朋友说起科尔医生，他很惊讶地问，你们居然认识这么有名的人？知道吗？香港的好医院的有些手术都要专门去加拿大请他来做。于是，我对科尔医生更加刮目相看，觉得自己颇有些有眼不识泰山，也庆幸当初孩子遇到了他。

但是，最让我们难忘的，并且对科尔医生充满感激的是若干年以后的事。2006 年，离开多伦多和科尔医生五年多以后，我带孩子从国内到了加拿大西海岸。在国内的那些年，因为找不到合适的医生，孩子的病基本没有再跟进。我们很想再跟科尔医生取得联系，但显然不可能回多伦多找他。理想的解决办法是，看他能否把我们介绍到温哥华地区与他同行的专家。这个想法有点异想天开。因为那时已经知道他是世界级专家，在多伦多居住时要约见他，都得等好几个月。而且，我们从未直接跟他本人联系过，都是通过秘书或前台，他一定完全把我们忘记了，这一点不容置疑。这么贸然地找他，一是能否找到是个大问题，二是即便找到了，他会帮助我们吗？或许，给他的信都到不了他本人手里，就被助理拦截了。但是，我不是一个轻易放弃的人，尤其是为了孩子。我开始在网上找多伦多儿童医院和科尔医生的信息，居然找到他的电子邮箱地址。我试着给他写了一封信，说明了我们的情况，包括以前孩子接受过他的治疗，现在准备在西海岸居住，请他介绍一位专家，继续跟踪孩子的病情。我猜想，像他这样的人物，邮件一定都是秘书看，而且每天不知要收到多少邮件，能否得到回复，希望很渺茫。但过了不久，科尔医生居然亲自回了信，还写得挺长。他说，很高兴我们又联系上，知道孩子的情况比较稳定也很欣慰。他说温哥华儿童医院有位专家，T医生，很资深，肯定可以继续跟踪孩子的情况。而且，他还把那位医生的联系方式告诉了我，并且说，他已经把我们的情况转告给T医生，让我们直接跟他联系约见。收到信后，我高兴得像是中了大奖。孩子的病一直是我们的心腹大患，虽然医学在不断发展，对这种罕见病症的研究和治疗也会有进展，但如若不是这个领域的专家，很难有医生了解这些信息。现在我们这么容易就通过世界顶级专家联系到身边的专家，能不令人高兴吗？我立刻与T医生取得联系，也许是有科尔医生的介绍，我们很快直接预约了与T医生见面（这在加拿大医疗体系很少见，通常见专科医生一定要有家庭医生的推荐）。见到他时，他非常热情，并顺便提到，科尔医生已经退休了，不用去医院工作，可以满世界讲学了。我大吃一惊，他给孩子看病时，看上去也就四十多岁，那时我还嘀咕，这么年轻的医生，对这么罕见的病下结论却如此自信。现在想来，他那时已经快六十岁了（加拿大的法定退休年龄是六十五岁）。就这样，在多年未见、科尔医生完全没有义务帮助我们的情况下，他热心地帮我们找到新的医生。T医生退休时，又把我们关照给同领域的年轻医生，一直到孩子可以到成人医院看病为止。

各国医生素描（下）

—— 记加拿大、南非、美国的四位医生

朋友般随和的家庭医生

搬到加拿大西海岸后，我们需要找一位家庭医生。我在小镇的黄页（Yellow Page）家庭医生那页上研究半天，找了一位白人医生，但他开给我的药让我吃得头晕目眩。于是又翻开黄页，发誓要找一位亚裔医生，主要是希望亚裔医生对华人身体的抗药能力有些理解，开药时不要太猛。果然，在镇上最大的诊所里发现一位陈姓（Chen）的医生，有些喜出望外。当时在这个镇上居住的华人屈指可数，居然有位正宗的华人医生，有些不合情理。打电话询问他是否接收新病人时，前台护士说，要等至少两周以后，因为陈医生很少收新病人。我痛快地答应等。根据我的经验，越是好医生，越很少收新病号，因为现有病号不离开，就没有能力增加新病号。我顺便打听陈医生是不是华人？前台说，他看上去像是亚洲人，但似乎没听说他会讲英语之外的语言。我想也许他从没必要跟同事讲中文，所以，这一本领深藏不露。

见到陈医生时，我发现他就是典型的华人，没有任何混血的痕迹。个头不是很高，身体有些瘦削，很符合华人的特征。他连讲话都是语调很快的典型的海外华人讲英语的特点。我问他是不是华人，他直截了当地回答说："不是。"然后告诉我，他出生在太平洋的某个小岛上，后来到加拿大读了医学院，在这里当了家庭医生。我有些奇怪，他明明有个华人姓，并且还是大陆和台湾人用的拼写方式，Chen，而不是香港人的 Chan，怎么可能不是华人呢？他说自己也不清楚，总之他不是华人，也不会讲任何华人的语言，家里也没人讲华人语言。陈医生只是姓陈，典型的汉族姓，但他的名字和中间的名字都是纯英语的，叫 Dalton Travis Chen，的确不像来自华人家庭。我对此有些失望，但陈医生看病十分认真，判断也很快，态度当然也很好，每次看病都会把病因解释得通俗易懂。虽然我们从来没讨论过华人吃药是否应该适度减量的问题，我还是毫不犹豫地继续找他看病。尤其是，后来比较熟悉了，去一次，可以同时问好几种症状，还可以咨询一些跟当时看病无关的问题，如有些维生素和补充性多种元素吃了有没有用，植物性大豆异黄酮是否有不良作用等，他都会很耐心负责地回答。

到陈医生那里看病总是很愉快，那时我已经不工作，有时候并没有非看不可的病，但也会找出点毛病来，或者自己担心的问题，去他那里咨询一番。总之，关于身体的事情，我都会毫无保留地告诉他，听取他的忠告。陈医生虽然只是一个家庭医生，只要负责正确转诊即可，很多病没有必要非常精通，但是，他对我们看过的所有病症几乎都预先判断得很准确，解释得也很透彻，只是因为分工的原因，他必须把患者转给专科医生。专科医生的诊断与陈医生最初的诊断基本没有区别，有时还不如陈医生诊断得清楚。譬如，我女儿鼻子一直堵塞，用了很多鼻喷也不管用。陈医生看过后认为，她的鼻梁下、鼻子里的软骨有些歪曲，影响呼吸，可能需要做矫正手术。他把我们转诊到专科医生那里，但那位医生却认为鼻子不通是过敏造成的，我们又被转到过敏医生那里。经过检查，孩子的确对很多东西过敏，尤其是空气中的敏感源，于是，很多年里，她的毛病一直被当作过敏治，可是效果总也不明显。若干年后，我们在南非又找专科医生看，他的看法与陈医生一致，我们便在南非做了手术，问题也就基本解决了。这让我很多年后还很钦佩陈医生的医术。后来我还鼓动不懂英语的朋友也到陈医生那里看病，每次我都陪同做翻译，乐在其中。

坚持跟随陈医生看病的另一个重要原因是陈医生也住在小镇上。那是我们第一次从大都市搬到小地方住，特别向往小社区人与人之间的亲密关系，邻里之间的相互帮助，大家与镇上的各类服务人士的熟悉，如理发师、药剂师和医生等。我们与陈医生的关系就属于这种理想状况。有时去一些公共场所会遇到他，在小镇的体育中心经常碰到他带孩子游泳，他太太是白人，混血的孩子长得特别可爱。有时候我会一两个星期约不到陈医生，说是他度假去了，而且他似乎经常这样度假。看得出，他很重视家庭生活。跟随陈医生四年多，去看病时，像是去见一位很熟悉的朋友。但是，某次去看病，陈医生却告诉我，他要离开诊所了。我以为他转到其他诊所，正准备问是否可以跟他一起转过去，但他却说不再做家庭医生了，准备到医院做专科医生。他说这是出于对家庭的考虑，当时他刚添了第三个儿子，老大也才五六岁，当家庭医生的收入或许满足不了家庭的需要，或是家庭医生超负荷的工作影响他与家人的生活质量，总之，他不再是我们的家庭医生了。接替他的医生按说也挺负责，但再也没有陈医生带给我的感觉。有次在小镇医院遇到他，他说已经联系好到附近一个较大的城市的医院工作。若干年来，我又遇到过很多家庭（主管）医生，但还经常想起不是华人也不讲中国话，却有个华人姓的陈医生。

医术高超的南非麦耶医生

南非的医疗体系与英美类似，也实行家庭医生制。我刚到南非时，为了图方便，就去了离家最近的只有两位家庭医生的小诊所，但那里的医生却不时更换，刚熟悉了一位医生，她就离开了，又要适应新来的医生。而我的第二位家庭医生很不友好，第一次看病就搞得我很不愉快。一怒之下，我决定转到离家较远但丈夫一直跟着的那位家庭医生那里。相比之下，新的诊所规模很大，仅家庭医生就有八九位，此外还有几位专科医生、牙医，以及放射检查、化验室等配套机构。我的新家庭医生叫麦耶（Dr. Mayer），看上去快六十岁了，圆圆的脸庞，略胖的身材，一头灰白头发，慈祥和蔼的模样，当然是白人（我在南非看过很多医生，从未见过一位黑人医生）。

麦耶医生与我见过的所有家庭医生非常不同的是，他看病如同聊天，不紧不慢，似乎你可以在他那里待一天，他都不会烦。事后我才知道，这里的医生给每个患者每次看病时间可以长达一个小时。而在加拿大看家庭医生，理论上，每个人只有十五分钟，因此医生总是在匆忙之中。在国内看病，虽没有任何时间限定，但通常一次不会超过十分钟，看着排在自己身后长长的队伍，医生和病人都不由得以最快速度结束看病。因此，在麦耶医生那里不紧不慢地看病，真是有种奢侈感。我猜想，这种看病方式可能与种族隔离时代在城市里居住和看病的都是社会地位高、经济条件好的白人有关，他们对医生的要求自然不会低，而为白人看病的医生自然也有为病人服务的态度。另外，这与南非的整体生活节奏较慢也有关系，大家似乎都有的是时间，所以，做任何事情都不紧不慢。

不紧不慢和态度和蔼不等于医术高超。虽然听说世界上第一例心脏移植手术是在南非的开普敦完成的，但我对南非这个遥远的国家的医疗水平还是有些看低，毕竟，这里不是英美发达国家。可是，在麦耶医生那里看过几次病之后我发现，这里家庭医生的水平其实很高，而且他们能够独当一面，很少将患者转给专科医生，因为大部分问题他们都能够解决。

麦耶医生看好了丈夫在国内看了无数次医生却总也解决不了的耳鸣问题。他看了一次就发现，丈夫的耳鸣是因为从鼻腔通向耳朵的细小血管有堵塞，因此造成耳鸣。他开了一个疗程的消炎药，这个顽疾就迎刃而解了。在国内看医生时，不是让做 CT 检查，就是怀疑脑血管有问题，还开过扩张血管的药，效果却正相反，症状更严重。无奈之下尝试过中医，也不灵。而麦耶医生这么简单的治疗，就把看上去这么复杂的问题解决了。还有一次，我感觉腰疼，以为睡觉姿势不对扭了，去找麦耶医生。他仔细检查了我的后背，在腰附近反复按压，每按一个部位都询问是否疼。最后他说，我的腰疼跟腰没关系，是肾感染，我有些将信将疑，明明是腰疼，以前也经常疼，怎么会是肾的问题？可吃了他开的消炎药，还真解决了问题。由此，我们非常钦佩麦耶医生。因为看病的时间很充足，每看一次病，麦耶医生都会拿过他桌子上摆着的某个人体器官，像讲学一样，详细解释我们的病情。看一次病，长很多学问。相熟之后，我们甚至可以挂号找他咨询别人的病，如在国内的老人的毛病，孩子的疑难病症，找他了解一些新药的效果等等。每次，麦耶医生都不厌其烦，认真地给出建议。在麦耶医生那里看病，每次都不只是看病，他会顺便问起家里其他人的情况，我们最近的活动等等，像老熟人拉家常一般。他说起自己曾在军队当军医若干年，还曾经参与为津巴布韦总统穆加贝提供保健服务的项目。

说南非的家庭医生是多面手，毫不过分。有一次我去看病，等了将近一个小时，这是极少出现的情况。见到麦耶医生后，他非常抱歉地解释说，刚才被紧急找去抢救一个呼吸困难的婴儿，所以来迟了。我有些惊讶，麦耶医生只是家庭医生，既不是急诊医生，更不是儿科医生，怎么还能参加抢救小孩子呢？他笑笑说，我们这里医院少，太紧急的情况来不及去医院，所以，家庭医生什么都得能应付。后来我也发现，南非的医疗保健分类比较宽泛，而且专科医生数量有限。我们居住的首都的医院数量都很有限，这便提高了对家庭医生的要求，很多问题都必须由他们解决，因此，他们的水平才比较高。在看过很多国家的很多家庭医生以后，我认为，在南非的那几年里跟随的麦耶医生水平最高。

美国脚腕手术专家莫癸甘

这么多年看病，遇到过无数医生，但到美国东部后，却是第一次需要与手术医生打交道，而且还是位名气很大的医生，他就是位于首都华盛顿的乔治城大学医院的脚腕手术专家，据说在这一带数一数二，名叫莫癸甘（Dr. McGuigan）。

第一次去见莫癸甘医生时，我对乔治城大学医院这所老字号、曾经名气很大的医院的外表印象不太好。医院不大，停车场车满为患，找个停车的地方就用去不少时间。找到他的治疗中心，同样不大的候诊区坐满了人，显得很拥挤。所有的护士几乎都是黑人，让我们略有些惊讶，似乎回到了南非。候诊期间，我们阅读了诊所陈列的莫癸甘医生的履历和他做过的主要手术，他从这所大学医学院毕业以来的三十年里，一直做脚腕手术，还当过很多年军医，看来的确名不虚传。轮到我们就诊时，护士做完例行询问后，进来两位年轻医生，未做任何自我介绍，态度也冷冷的，问过所有该问的问题便走了。我们以为其中的男医生必定是莫癸甘医生，都说美国手术医生很傲慢，看来的确如此，于是我们几乎决定不在这里做手术。孩子拍完片子之后，就在我们等护士来告诉我们可以走了时，又进来一位年长的、头发花白、身材高挑的医生。他一进门就带着略有些谦卑的微笑、略有些低沉的声音自我介绍说，自己是莫癸甘医生，接着过来与我们三人热情握手。坐定后，他似乎已经了解了孩子的病情，便直截了当地讲述了他准备进行的手术。他说孩子的两个脚腕都出现了小腿下塌、破坏脚腕功能的现象，左脚尤其严重，如果再不手术，这只脚就会废掉。他计划的手术的基本原理是将脚腕已损坏的小骨头通过某种方式固定成一块完整的骨头，然后将小腿骨与脚腕部位用金属钉固定，这样脚腕就不会再出问题。这是第一方案。如果这个方案不行，手术后将采取用外部金属架固定的方式，帮助骨头愈合。

我们有些拿不定主意，莫癸甘医生便建议说，半年后再来拍片子看看脚腕的发展情况，到那时候再做决定也不迟。说完，他让我们考虑一下，自己出去了。我们对手术总是有些恐惧，但是，莫癸甘医生关于她脚腕伤情的判断又让我们很担忧。出于对医生的信任，我们决定冒一次险。莫癸甘医生很认真地回答了我们担心的问题，并说自己做了很多这类手术，只有三个多小时，手术本身不会有什么风险。很多人的状况比孩子的脚腕还严重，尤其是他当军医时那些从阿富汗战场回来的伤员，他们的脚腕和小腿的骨头几乎全粉碎了，通过这种手术，他们最后可以走路了。陈述这些业绩时，他依然语气平和，毫无炫耀或傲慢之气，让我们有些悬着的心终于放下了。

手术当天，几乎所有的准备工作完成之后，莫癸甘医生来到手术等候区，略带歉意地告诉我们，他原来计划的第一方案不可行，准备直接采取第二方案，就是手术后在脚腕部用金属支架帮助骨头固定。三个半小时后，莫癸甘医生来到等候区，向我们通报了手术情况。他说，手术基本按照第二方案进行，很成功。但他还承认，做了这么多手术，这是他第一次见到骨头质量如此差的情况。所以，只能采取外部固定的办法。他说得轻描淡写，我们也没有意识到事态的严重。可见到孩子时，看到她脚上黑色而粗大、绕脚和小腿一整圈的金属架，还是震惊得半天说不出话来。那像施工脚手架一般的支架底部靠十几根穿过脚底的钢丝固定，小腿部靠打进骨头里的三个钢钉支撑。十指连心，这种架子稍不小心扯动了，一定会生疼。那一瞬间，我似乎觉得我们上了莫癸甘医生的当。回家后的很多天里，我的这种感觉久久没有消失。

因为手术意外改变了方案，孩子无法到学校上学，改成网上上课。一周后，孩子因为服用太多强力止痛药，脑子晕晕乎乎的，压根无法看书写作业，只好申请休学。因为莫癸甘医生说，六到八周就可以下地，我们早早买好了三个多月以后的网球票，现在不得不捐给一家慈善机构，经济损失上千美元。这让我对莫癸甘医生的抱怨更深，并一再延续。每次去复查，他要求继续戴金属架的时间总比我们希望的要长。也就是说，他很保守。看来手术后他变得不像以前那么自信了，这让我们也跟着提心吊胆。因为一旦发现医生失去了信心，事情的前景会不乐观。就这样，熬过了长达五个多月的恢复期，拍了很多次 CT 扫描和 X 光片，莫癸甘医生每次看过结果都表示不错。直到最后一次，他终于用一种成功者的口吻批准孩子脱掉金属架、石膏，穿上了特制的大靴子，再有六周，她就可以穿正常的鞋了。我们也长松了一口气，似乎终于跑完了一场不知目的地的马拉松。

但是，好事多磨。在穿上靴子后的几周里，我们四处游历了一番，结果孩子的脚腕突然红肿，不得不又提前去看莫癸甘医生。他有些意外，查看了伤情立刻判断出，原以为接好的骨头出现了错位。X 光片证实了他的诊断。莫癸甘医生带着歉意解释说，如果按照一般人的骨质，当时 CT 的结果应该是骨头完全愈合并可以正常走路了。但看起来，孩子的骨头质量比常人差，因此才出现错位。现在唯一的办法是进行第二次手术，将小腿骨与聚合的脚腕部分用金属钉固定，这样就可以保证骨头不再出现错位和断裂。我们听了，都有种挫折感，这就是承认，第一次手术和这大半年的恢复都白费了，第二次手术的预后又会如何？

莫癸甘医生这次表现得很自信，他解释说，因为脚腕的大部分骨头聚合成一大块了，用金属钉连接到小腿骨便有了基础，不像第一次手术时，找不到足够大的、质量好的骨头打金属钉。而且，这次手术后只需要打石膏，不用戴外部的金属架。这次真的是六周左右就能恢复。面对没有第二种选择的境地，我们只能同意做第二次手术。这一次，我们对莫癸甘医生却并无怨言。没人能够料事如神，尤其是孩子这种罕见病例。回头看，我们希望当初莫癸甘医生再谨慎些，考虑到孩子的骨头质量不够好，让她再多戴一段时间石膏，或许就不会出现错位，不用遭第二次罪。但是，谁又能保证再戴一年的石膏，只要一正常走路，孩子的骨头就不会错位呢？何况，这次出现错位，我们也有责任，不该让她在没穿靴子的情况下走动。

第二次手术如期完成。这次，莫癸甘医生十分满意自己的工作，对我们也几乎打包票，这次不可能再出问题。大半年过去了，经过几次复诊，孩子的脚腕终于没再出问题，可以穿普通鞋走路了。她也返回学校，重新开始读书。

回头看，如果我们没有对莫癸甘医生无条件地信任，可能这个过程中会出不少令人不愉快的争端，也可能会影响医生对这个病例的决定，最终受苦的一定是病人。

美国上门理疗师朱迪

朱迪（Judy）是位专门上门给患者做理疗的理疗师，算不上医生，但我一直把她当作医生看待。认识她是因为我女儿脚部手术、不能下地，她被安排来理疗了几个月。那几个月是我们生活中非常艰难的时期，当时我们刚到美国半年多，对周围的人和事两眼一抹黑，又刚经历了一场始料未及的大手术，全家人都身心憔悴。而且当时我们没有任何朋友，乃至熟人，更没有人前来探望、关心，孤单更加重了艰难感。朱迪是当时唯一上门的人，而且每周两次，那段时间，她不但训练孩子适应床上的生活，锻炼必要的肌肉，学习戴着铁架子下地活动，还简直成了我们的精神理疗师。她的模样也很让人产生信任感。她虽然不常笑，但清秀的脸上带着一种宁静和安详，讲话细声细语，不紧不慢，给人一种放松感。

刚听说美国有能上门的理疗师，我有些吃惊，我们在英国享受过一次上门看病，那还是孩子刚出生时。英国是公费医疗，给新生儿提供半夜看病的上门服务也不奇怪，而美国什么都收费，我们需要的上门理疗不是一两次，可能要几周、几个月，这种服务太难能可贵了。我又好奇地嘀咕，这种服务估计费用也不低，美国的服务一向很贵，到理疗中心做一次普通理疗都要350—400美元，上门服务还不得五六百美元？

朱迪第一次来时，我很紧张。因为家里乱作一团，毯子、枕头、被单堆得到处都是，更不要说孩子床周围的各种物件。为了昼夜照顾她，我们在客厅里临时安置了两张床，加上乱糟糟的摆设，说我们家是难民营都不过分。就是最不在乎别人看法的人都会很难为情，何况我是特别要面子的人。以前有人来访，我会突击把乱放的东西一股脑扔到储藏室里，让家里焕然一新。但这次却无能为力，那些东西都是随时要用的，也因为太大没地方藏。朱迪进门后，我有些忐忑地陪她进到房间，但她径直走到孩子床前，对四周似乎视而不见，以后也从来没评论过，我才意识到这是他们的职业道德。他们只是来看病，并不是来对别人的家品头论足。

我起先对朱迪的感觉是她很公事公办，她来了就给孩子治疗，结束后就走，多余的话很少说，聊的也都是跟工作有关的话题。但有次偶然说起，我们搬到这里才半年多，孩子不无伤感地说："我们在这里一个朋友也没有，没人来我们家。"朱迪立刻接过话题说："我不是经常来吗？至少你有了一个熟人了。"这话让我和孩子很释然，一下子拉近了我们，尤其是我与她的距离。从此之后，我们的确很期盼她的到访，尽管一周只有两次，我曾希望再增加几次，但她说，保险公司规定，这类理疗每周只能两次。

孩子在床上躺了五个月，朱迪来了三个多月，成了我们家唯一的熟人，我更把她当作当时唯一的信息中心，什么问题都会问她，包括哪个超市比较好。我也忍不住评论这里的很多人和事，尤其是令我们不满的医疗服务和其他服务。每次，朱迪都不会顺着我们的意见批评谁，除了政府，而是委婉地找出我们不喜欢的那些人和那些事出现的原因，让我意识到自己看问题缺少她这样的豁达和宽容，难怪我经常怒气冲冲的。唯有一件事，她对我们的经历表达了对医院的不满，而我们自己却未意识到医院有什么错。那次我们按预约去医院做了 CT 扫描，并按照医生的要求，三个小时之后去看结果。我们家离医院一个多小时的路程，早晨拍完 CT，下午三点才看医生，只好在医院的餐厅无所事事地打发了好几个小时。到了预约时间，诊所护士却通知我们，因为这天医院的电脑系统全面瘫痪，医生无法看到放射科发到系统里的 CT，因此，我们今天只能空手而归。第二天，朱迪来理疗，像往常一样，她虽然只是理疗师，却要把病人的所有症状，包括复诊结论都记录下来。我们如实说了头一天的遭遇，我还顺口说到，幸亏我们的 CT 不急，要是正在做手术或是需要急救的人，这该怎么办？朱迪立刻指出，医生或是放射科的这种做法毫无道理。她解释说，全美国的医院和负有急救责任的机构的所有病人资料，除了电脑里的软文件，都必须有一套平面的硬拷贝，就是为了防止出现这种系统瘫痪的意外。医生或是放射科应该可以看到这份文件，给我们一个结论。

朱迪来的次数多了，大家聊的话题也多起来。某次说起美国的公共假期，朱迪说，他们只有六天，这让我们有些吃惊。加拿大的公共假期基本每月有一天，圣诞节三天，加起来十几天呢。朱迪说，美国除圣诞节之外，只有国庆节、劳动节、感恩节、元旦。有些日历上的假期，政府和银行等机构不上班，但私人企业要看老板是否给放假。她所在的医疗企业规定，员工只有这六个联邦法定的假日，其他假日不休。我很为他们打抱不平，但她却说，即便这几个假期，有时她也不能休息，因为她的病号需要她。朱迪的病号都是类似我们的孩子这样，因为行动不便不能出门做普通理疗，其中多数一定是老年人，这类人中不会有紧急情况，否则他们会直接去看急诊或住院。而且，理疗多一次、少一次，不是太要紧，朱迪有必要牺牲自己本来就不多的假日，把丈夫丢在家里，去给病人做理疗吗？美国人平时工作无论是否卖力，但他们无一例外地珍惜自己的假期，况且一年只有六天。"有加班费吗？"我忍不住问。她却说没有，这又出乎我的意料。这怎么可能？美国怎么会有这种事情？加班不给加班费，这不是犯法吗？连中国都有法律规定，美国怎么会没有？商店的售货员都有加班费，她是理疗师，这种服务怎么会不多发工资呢？我问她："你不觉得这太不合理吗？放假少，假日加班还不多给钱。"她却笑笑说，习惯了。朱迪让我看到，美国居然也有我们一直以为不会有的为工作不计报酬、为病人治疗不惜假日的人。后来我查看了保险公司列出的她的服务价格，每次只有 200 美元。这样低的收费，她自己的工资不会太高，可她的高尽责，的确与她拿的报酬不成比例。

朱迪让我另眼相看的另一件事是，某次她来的时候，鼻子上贴了一小块胶布似的药贴。我们好生奇怪，没等我们开口问，她便挺开心地说："我是不是像个马戏团的小丑？我得过皮肤癌，医生就给我贴了这么块东西，也不知为什么。"看上去只有五十多岁、和蔼可亲的朱迪竟是一位癌症幸存者！

未了的医患"官司"

——在英国目击医患纠纷

20 世纪 80 年代末，英国实行全民公费医疗，且公费医疗还惠及所有在其国土上的人，无论是像我们这样常住的外国留学生，还是到英国旅游的人，看病一律免费。那些年里，我和周围的同学看病不少，但大多是头疼脑热之类的小毛病，开点儿药而已。家庭医生按片区分布，一片区域只有一个家庭医生，凡是家庭住址在这个范围内的居民，一概到同一个医生这里看病，不能找别的医生，因而便有一条街上的住户被分配到不同家庭医生诊所的有趣现象。英国不仅家庭医生分片，妇产医院也是按居住地指定的。我们留学生公寓里的一对夫妇怀孕了，大家都知道我们住的区域分派的妇产院口碑不好，为了找一个更好的产院，他们借用了住在另一个地方的中国同学的地址，进了全市最好的产院（Royal Infirmary）待产。这当然不符合规定，但也无人较真。然而，下面要讲的富有悲剧性的故事却恰恰发生在被认为是全市水平最高的妇产医院里。

孩子出生那天，当大家都为我们留学生第二代的诞生而发自内心地庆祝时，却传来母亲剖宫产时膀胱被意外切开的噩讯。原来，因胎儿过大，无法正常生产，医院征得产妇和家属同意后，实施了剖宫产手术，手术过程中医生却划破了膀胱。后果是，婴儿的母亲相当长时间内只能卧床，不敢下地，必须长期靠尿袋排尿，每次排尿都是一场煎熬，痛苦万分。这种情况下当然无法哺乳，孩子生下来后只能喝奶粉，这让做母亲的十分遗憾。孩子出生初期，母亲因剧烈的腹部疼痛，都无法坐起来抱抱孩子。当时孩子的外祖母从国内专程赶来伺候月子和照料孩子，她老人家经验丰富，听说此事后立刻质疑：开刀取孩子，怎么会割破在子宫背后下方的膀胱呢？在国内从没听说过这种事故，因为这似乎是不可能发生的，手术刀不可能穿过子宫伤到膀胱。于是，所有的人，包括跟我们住在一起的苏格兰房东老太太，大学和系里的当地老师和同学，还有我们这些中国留学生，都一致认为这绝对是医院的医疗事故，特大事故，后果严重，受害人理所当然应该与医院交涉。于是我们便齐心协力地开始为这场我们信心十足地认定绝对可以打赢的"官司"献计献策。

孩子的父亲找到医院有关部门，院方先表示歉意，出了这样的问题对谁都不好。然后他开始替主刀医生开脱，他解释说，膀胱被误伤全是因为他们通常都选择在那个偏低、偏侧的部位开刀，对当地人来说，只有那样开刀，才可让母亲康复后不留明显的伤疤，能够接着穿比基尼泳装！在这种偏低的部位开刀，稍有失误，便会伤及膀胱。我们听了这番辩解后大怒，说怒不可遏也毫不过分。白人妈妈生了孩子还要惦着再穿比基尼招摇，我们中国人不需要这样。给中国产妇开刀时，就不应该选这个部位，只要在通常的部位开刀，根本不可能触及膀胱。退一万步说，即便要再穿比基尼，你们也不应该把产妇的膀胱给切开吧？这不是事故又算是什么？院方当然不否认是失误，但不认为是重大失误，而且不肯交出"凶手"，让我们能直接面对那个技术拙劣的手术医生。自始至终，医院出面的都是院方发言人，他负责医院跟所有外界（包括媒体）人士打交道，态度和蔼地说着外交辞令般的话，显得很真诚，让你对他奈何不得。

第一次质询碰壁后，我们冷静地分析了当时的情况。苏格兰人比较保守，妇女生育崇尚自然生产，除非万不得已不采取剖宫产方式，加上当地人口有限（格拉斯哥全市人口才50万），妇科医生每年动刀做剖宫产手术的机会更有限，可能技术比较生疏。另外，他们没有区分本地人和外国人、白种人和非白种人的意识，对所有人一视同仁地开药、手术，全不顾及他们生理上的差异。让这里的医生考虑华人孕妇与白人孕妇的不同而选择不同部位进行手术，或至少事先征求产妇和家属意见，看是否有必要照顾穿比基尼的需要而实施手术，这几乎是过分要求。但是，说一千道一万，产妇膀胱被割伤是铁定的事实，无论什么借口都无法改变医疗事故的性质。于是，我们给孩子的父亲出主意，让他坚持要求医院承认错误，有了这一步，就可以走下一步。

可是，孩子父亲又去医院，还是空手而归。结果，事发两个多月了，我们提出的要求医生出面解释、要求医院承认错误等诉求都石沉大海。气愤之余，我们不由得想到，医生这样粗心大意，医院对孩子父母遭遇的这么明显的手术事故轻描淡写地处理，说不定跟对华人的潜在歧视有关。当地华人相当多，但基本都是老华侨，讲粤语和客家话的香港人居多，以开餐馆为生，很多人一辈子英语都说不利落，白人医生也许对这类人，连带我们大陆去留学的人，都有歧视倾向。这样想来，我们更是气不打一处来，难道我们就这么好欺负吗？我们大陆来的学生都受过很好的教育，在这里不是攻读博士，便是进修。我们倒是真要给医院和医生点颜色看看。于是，我们鼓动孩子的父母把事情的影响扩大，找医院要求赔偿经济损失，看医院还敢不敢这么应付此事！受害的母亲正在读博士，原本生了孩子，孩子由外祖母照料，自己要继续学业，但因为这场人祸，不得不在家调养了大半年才回学校做实验，而且还不能长时间站着干活儿，必须经常坐下休息，自然大大影响了实验进度。这难道不需要被赔偿吗？

医院对此诉求的答复是，根据惯例，如果因为这场手术事故造成患者不能正常工作，医院会提供合理的经济补偿。但是，首先，这次"医疗事故"并未有法院裁定的医疗事故判决；其次，受伤害的母亲只是学生，原本就不存在误工和工资损失等问题，在家休一年的产假在当地都属于正常，很多女性干脆就是家庭主妇，不用工作。这位妈妈半年后就回校继续学习了，可见手术并没有造成其不能工作，没什么经济赔偿可言。

这种答复让大家愤愤不平，但我们也聪明地从医院的答复中领悟到，如果要让医院赔偿，先得向法院提起诉讼，这就涉及请律师以及由此产生的费用。我们当中没人学法律，也无人认识律师，这个关口显然过不去。但是，放弃和自动认输是不可能的。我们又想出主意，要以人道主义感化医院和医生。于是我们便建议孩子的妈妈找系里开份证明，说她如何因为这场手术事故而导致学习困难。特别是，她是化学系博士生，站着做实验乃家常便饭，除非她真的残疾，例如必须坐轮椅，系里才会为她安排特殊实验设备，让她可以坐着工作，而现在站着工作实在痛苦，又没有更好的办法。孩子妈妈的导师很仗义，痛快地出具了一封类似内容的信函。孩子的爸爸又去联系医院，这次医院告诉孩子爸爸，最好自己找主刀医生谈谈，也许此事可以转为个人纠纷解决，跟医院就没关系了。此消息倒是让我们这些不明就里的中国学生"傻"高兴一场，认为无论如何找到一个具体的当事人，至少可以让医生承认自己手术有误，然后再找解决办法。

当大人们忙着为母亲讨回公道，孩子也一天天长大，很快就半岁了，可以被带着出门参加各种留学生的活动，人见人爱，简直成了我们之中的小明星。孩子的爸爸也忙着准备博士论文的答辩，并确定毕业后留在系里做博士后。繁忙之中，他还是抽时间去联系那位主刀医生。那家医院离我们住的地方和大学都很远，那时候大家都没车，又舍不得花钱乘公交车，都是步行去。去一趟单程起码一小时，往返一次要花小半天。没有坚定的信念，做不到几乎隔一两个星期就要跑一趟的辛苦，况且他的学业又非常紧张。可是，最后几次去，都无功而返，要么医生在做手术，要么在自己的诊所出诊（就是不在医院里），最后一次院方干脆说她度假去了，起码两周以后才回来上班。当时还不到夏天，通常医生们 8 月份才开始休假，因为那是所有人都会出门度假、病人很少的时期。至此，我们才茅塞顿开，开始怀疑医院和医生的诚意。他们一定是在用拖延术，让我们空跑若干趟，最后自己放弃。但我们还是执着地鼓动爸爸两个星期之后继续去找，看这次医院还能找出什么荒谬的借口？"肇事者"能躲到几时？

这期间，孩子爸爸在隆重的毕业典礼上戴了博士帽，开始了博士后工作，妈妈的实验也进展顺利，博士学位到了最后阶段，一切皆大欢喜。有了工作后，他们买了车，并在当地几十名中国留学生中率先买了房。当我们成群结队地去庆贺乔迁之喜、参观新居时，大家自然说起这桩一直打不起来的"官司"。令人意外的是，孩子的父母告诉我们，他们决定放弃讨回公道的"战斗"了。这搞得我们这些最积极主张打官司的同学很失望，认为就这样饶了发生这么重大事故的医院和医生，实在气不过。我甚至建议他们写封信，把此事的前因后果说一遍，发给当地报纸，让记者去调查，医院一定会害怕。我还自告奋勇地表示我可以操刀，我是学文科的，笔头英语好。但他们还是决定自认倒霉了，孩子健康活泼是他们最大的满足，孩子母亲虽然终生都要受此次事故的折磨，但情况也在好转，所以不想再耗费时间和精力折腾了，因为此事前景渺茫，中国学生可能真的斗不过"地头蛇"，也许最后还是竹篮打水一场空。

这起不了了之的医疗事故的后果不能说不严重，一个无辜的人终生得为此付出痛苦的代价，每逢阴天下雨，下腹部便会隐隐作痛，不是炎症，也不需吃药，只能靠中国人的保健方式，用热水袋热敷，才感觉好些。苏格兰地区和整个英国都以阴天雨多著称，这样的折磨何时休矣？但从我们一直目睹并参与其中的讨公道的过程看，弱势的病人很难拗过强势的医院和医生，尤其是这种未到人命关天地步的纠纷。单打独斗更是困难，如果有媒体介入会很有帮助，但媒体也得去运作，事故越小，得到帮助的概率就越小。加上出事的是华人，人生地不熟，英语的辩驳能力也相对较弱，此事便只能以偃旗息鼓而告终。假定事故发生在当地白人身上，即便不闹得满城风雨，被当地报纸添油加醋地渲染，也会找律师诉状——当地人都有自己的律师。至少，也会要求医院做适度赔偿，譬如，为产妇提供免费保健用品，或是给婴儿提供免费一次性尿布等补偿方式。当时我们只想讨名义上的公道，要求院方和医生本人正式道歉，要求真正的经济补偿，却没有经验退而求其次，让医院为孩子和母亲免费提供些实用物品，毕竟也是一种补偿。对当时的我们来说，首要的是面子上的谁是谁非的大问题。

　　然而，比之后来又发生在我们这群人中的另一桩医疗"事故"，这位母亲该觉得庆幸。她后来又顺利地自然生了一个儿子，身体的不适也逐渐习惯，至少，一家人幸福地生活着。时过境迁，那场没打起来的官司在他们的生活中似乎没有留下任何痕迹。下面这个故事的主人公就没有这样的虽不完满但也无碍大事的结局。

不属"误诊"的悲剧

前面故事中的夫妇因为住区指定的产院不理想而借用他人的地址找了出路,而我则对住处附近的家庭医生非常不满,也想换个地址、找个新医生。但此事操作起来有些麻烦,看病还要跑很远,加上并无太多需要总去见我被分派的那位面部毫无表情的医生。后来真的搬到学校宿舍住,换了地址,我到附近的家庭医生那里看了一下,发现这是位印度医生,本能地产生"种族隔阂感",便一直使用原来的地址在原地看病。这位白人医生虽然看病像看电脑屏幕,表情亘古不变,但每次都能对症下药,故而,几年里,我对这医生也没什么可抱怨的,他终归没在我身上捅过大娄子。但在另一位同学兼朋友身上,这娄子就捅得人命关天了。

这位年届四十的朋友患有若干年的慢性胃溃疡,所以时常胃痛也不太在意,加上自己会气功,据说胃病发作时,练练功、运运气,就神奇地扛过去了,连药都不用吃。有一段时间,他特别忙碌和劳累,博士论文到最后的关键部分。妻子和孩子到英国探亲,他还在业余时间给别人发功治病,挣点零花钱。妻儿走了之后,他的胃痛变得不能控制,体重急剧下降,自己发功也无济于事了,便去看了家庭医生。第一次,医生说他过度劳累,多休息休息就好了,不用吃药。我们也都觉得有道理，因此也关照他好好休息一阵子。过了不到一个月，他充分放松和休息之后，胃痛不仅丝毫没有减轻，反而加重，体重继续下降，连我们经常见他的人都觉得他几天不见就瘦了很多。他又去看医生，对方还是认为他的症状不像有什么大问题，又要给他开止痛药，打发他回家。自己的身体自己有数，他对医生的诊断产生本能的质疑，便提出是否可以找专科医生进一步检查，家庭医生觉得没这必要，拒绝推荐。在英国，如果家庭医生拦着你，自己是不可能去看任何专科医生的，他只好快快地回家了。回来后大家议论一番，也想不出更好的办法，只是不理解，家庭医生其实只要开个信，就能将他"推到"专科医生（specialist）那里，为什么不呢？也许是这里的转诊有某种政策，不到一定程度，不能随便转诊，否则专科医生那里会吃不消。不过，我们也都清楚，约一个专科医生，没几个月的时间根本办不到，因此开玩笑说，就是找了专科医生，等排队看了病，那胃病早就不治而愈了。

万万没想到的是，几天以后，我突然接到系里秘书的通知，说这位同学住院了，而且住在当地最大、最好的医院里，通常只有疑难病症和大手术才会被转到那家医院。等我们到医院看他才知道，他前一天走在路上时，胃痛得连站的力气都没了，想回家打个电话叫救护车，但距离太远，走不回去，便扶着墙，咬牙坚持走到较近的大学附属医院看急诊。急诊医生检查了他的情况，也认为没什么大问题，让他回去看自己的家庭医生。这一次，这位同学毫不让步，坚持说，自己必须住院检查，把问题搞清楚才能走，因为胃痛得太不正常。于是，他便被收留住院了，这一进去，就再没出来。在大学医院的临时病房拍了 X 光片后，医生发现他胃部有肿瘤，因此立刻将他转到另一所更好的医院，做进一步检查。我们见他时，他还很乐观，但第二天，（我们共同的）导师专门约见我，传达了一个噩耗：这位同学被诊断为胃癌晚期，肿瘤已经大到不建议开刀切除的地步。医院建议他立刻回国治疗，也许国内可以给他实施手术。在英国，虽然每个人都享受公费医疗，但对这种情况的外国病人的政策是不在当地做大手术治疗，可能手术费用太高，我们又从未在当地纳税，也不该享受这种待遇。但这位同学却坚持要完成博士论文和通过答辩后再走，这样一来起码要拖一个多月之后才能回国。医院便给他做了简易的胃部搭桥手术，绕过恶性肿瘤，另外接通食道，保证他的消化系统维持基本功能。

大家听说这个故事后，悲愤满腔，这明显是家庭医生误诊，不止一次地误诊！这次事故的后果可不是忍忍痛的问题，而是人命关天了。胃癌跟肺癌和肝癌不同，后两种癌一经发现，便为晚期。而胃癌是能够较早发现，只要及时切除，很多人可以存活很长时间。这位家庭医生显然一而再再而三地贻误了治疗时机。我们跟导师和系里的其他当地人士说起此事，大家都为他感到无比遗憾，却没人建议我们去找家庭医生讨个公道。我就此事专门问过导师和系秘书，说如果需要打官司我们可以筹钱给他请律师。但在他们看来，这完全属于医生正常的判断失误。医生也是人，也有判断失误的时候，况且，家庭医生不可能百病皆通。这一次，我们都没再坚持去讨公道，只是组织了募捐，以分担他的家人来英照料的费用。

静下心来想，从自己和周围人的体验看，英国医生看病尺度比较松，比起国内的医生和我后来看过的加拿大、南非以及美国的医生，他们更倾向于把病情看得轻，少开药，让病人靠自己的抵抗力把病扛过去，除非不吃药控制不了的状况才开药。而且，让家庭医生转诊很难。他们认为能对付的病，绝不上交。即便如此把关，专科医生也是供不应求，无论是皮肤科、外科、心内科等，都要排队很久。有些心脏病人排队数年，还没轮到自己做手术就已经过世，这种状况在公费医疗国家（如英国、加拿大）屡见不鲜。还有一个重要原因导致医生误诊，就是不询问详细病史和家族病史，不填表。这位朋友恰恰有家族癌症病史，他父亲在四十多岁就因肝癌去世（在他去世之后，他的大弟弟也在四十多岁患癌症去世），他本人有多年的胃溃疡，胃溃疡转化为恶性之后就是癌症。如果医生了解这些背景，根据他的症状再做认真诊断，就可能及早发现癌症的苗头。但是，这一切"如果"都没发生。

如果说公费医疗体系下的排队等候不可避免，急症情况确实例外。像这位患了胃癌的同学住院后在第一时间便得到检查和确诊，并实施了手术。虽然已经太迟，无法挽救他的生命，但毕竟给他争取了一些时间。答辩结束拿到学位后，他回国继续治疗，又坚持了一年，超过了英国医生预言的只有六个月存活期的论断。他辞世前的一周，我恰好回国探亲路过北京，特意去看了他。因为怕光，他的房间大白天也如同黑夜，躺在床上的他瘦骨伶仃，已全无往日朝气蓬勃的风采，每日饱受着常人难以忍受的痛苦。但他却依然乐观豁达，谈笑风生，就像当初听到医生给他判"死刑"的消息一样镇定。他首先自豪地提到，他打破了英国医生的预言，多赚了一年多的日子。至于家庭医生的误诊，我们都没再提，也许，即便那时候家庭医生意识到他的病情，将他转给专科医生，最后的结果也还会如此，于事无补。他接着说，自己有得癌症的家族基因，所以怪不得别人。看到他在生命的最后关头毫无怨言，没有半点抱怨医生误诊、耽搁自己治疗，也没有在愤懑和感觉世界对自己如此不公的情绪里度过，反而庆幸自己多赚了很多时间，如愿拿到了博士学位，回国后得到国内单位全力以赴的救治，并与家人团聚到最后，我许久无语。

离开后的路上，我也谅解了英国医生，也许，如果他知道这个故事的结局，对病人的诊断会更谨慎些。但是，在公费医疗体制下，每个医生要承担高负荷的工作量，每天必须看完规定数量的病人，才能从政府领到报酬。每个病人短短十五分钟的见面、谈话，很难详尽了解他们的病情，如果在一个病人身上耽搁时间太久，医生和病人都可能拖延到该下班时不能关门，这在英国人看来，是不可思议的。解决办法便是在约见的规定时间内把病人看完，以最快的速度给出诊断和结论，其中出现较大疏漏就在所难免，尤其是对新病号。英国社会多年里流动性很小，家庭医生片内的病人大多都跟随同一位医生若干年，医生和病人彼此熟悉得像一家人，医生了解的信息甚至比病人的家属还要多，因此，医生在判断自己的病人方面就容易过度自信。假定我的这位因胃癌去世的朋友是家庭医生的长期病号，医生清楚他的身体状况和患有胃溃疡的病史，做出的判断可能更准确。公费医疗的另一个弊端是经费紧张，在家庭医生的层面无法配备必要的检查仪器和化验手段，这些稀缺资源首先要满足专科医生和医院的需要，这也在很大程度上制约了家庭医生诊断的准确性。英国的家庭医生诊所其实只有医生自己，没有任何检查和化验设备，所有看医生之外的检查和化验都要到指定医院完成。南非和美国（这些非公费医疗的国家）的医生诊所如同一家微型医院，配备了基本的化验和 X 光设备，看病和诊断的速度很快，且非常便利，这无疑有助于医生快速确诊。

在英国生活的那些年我发现，英国人极少为医疗事故与医生发生纠纷，从未耳闻公开报道的医患官司。医生在英国社会享有崇高的地位，其权威性几乎不可挑战，病人对医生的信任是无条件的，因为医生掌握的技术信息是病人遥不可及的。而且，英国医生对病人的态度和蔼平等，没有居高临下的压迫感。总体来说，他们是尽心尽责的，医术和口碑都不错。我的两位遭遇不幸的同学谈到自己在医院受到的关照，从医生到护士的热情服务，都让我感到，这也是他们能够谅解给他们闯了大祸的医生和医院的主要原因。将心比心，医生出错大多并非有意为之，谁都不会故意无视病人的疾苦，也不会有意将病人治死，在这些误诊和事故中，绝大多数的原因恐怕不是责任心，而是经验和技术手段的问题。此外就是人类在治疗自己的疾病面前的无能，对很多问题束手无策，医学的发展尚存在太多的未知因素，超越医生能够控制的范围。病人如果认为医生万能，甚至认为自己懂的比医生还多，不能接受任何违背自己意愿的结局，那就大错而特错。国内近些年来频频出现的医患纠纷或许根源就在于此。

在患者与医生的对峙中，患者永远处于弱势，因为医学不比其他领域，医生掌握的专业信息是绝大多数患者不能了解的。在这种情况下出问题，医生总是有充足的依据为自己的行为辩护，而患者，尤其是已经不幸亡故的患者，更没有机会为自己辩解。于是，在处理医患纠纷中，无论是法律条款，还是双方当事人，都会倾向弱者，毕竟，受最大损害的是患者。但是，患者或家属由此认为自己总是有理的，不顾客观事实而大闹医院，那就大错特错了。回想在英国目睹的这两起完全有可能引发医患纠纷的故事，不由得想起我回到大学时见我与去世的那位同学共同的导师的情景。我向他通报了这个噩耗，情绪激动，先前对那位"肇事"医生的谅解荡然无存，愤愤不平地觉得不该这么轻易地放过不负责任的医生。导师反问了一句："即便我们给这位医生制造无数麻烦，难道能让走了的人复生吗？"

护士百态：说不完的故事

医生偶尔会"闯祸"，护士会不会呢？护士似乎总是那么不重要。就像我从来记不清自己去过多少医院，看过多少医生。这辈子见到过多少护士，就更数不清了。虽然我们生了病总是要去医院看医生，从来没人说要去"找护士""看护士"。但是，看病离不开医生，同样离不开护士，这是人人皆知的道理。在手术和住院的情况下，患者见护士比见医生还频繁，要说医生重要，不如说护士更重要。在很多关键而紧急的时刻，护士的经验和责任心决定着患者的生死存亡，这样的结论毫不过分。

护士在国内有"白衣天使"的美称，只不过，到 20 世纪 80 年代后期为止在国内看病的那些年里，我没遇到很糟糕的护士，但也基本没遇到过天使。那个时代的护士还毫无为患者服务的理念，相反，病人要讨好护士才能得到应有的服务，没被护士训斥，就算运气好了。20 世纪 80 年代后期我出国之后，少不了看病，见的护士也不计其数。我发现，外国护士并不穿白衣，为的是与穿白制服的医生区别开。护士的制服有不同颜色，从粉色、淡蓝色、淡绿色，到深蓝色、深红色，五彩缤纷。护士的面孔也千姿百态，有热爱本职工作的，有为糊口而勉为其难的，也有玩忽职守、漫不经心的，当然也有天使般令人难忘的。

护士是一种特殊职业，与其他服务性岗位不同，除了技术的训练，护士还特别需要心理素养的训练。他们每天面对的都是释放负能量的患者、病号，以及家属，这些人恰恰需要从医生、护士那里汲取正能量。因此，护士要"出淤泥而不染"，与医生一样，在充斥着负能量的环境里，靠自己的服务把负能量转化为正能量。在我遇到的不计其数的护士里，大部分护士都能够做到尽职尽责，于是在很多情况下，他们也就被视而不见，每次看病，被记住的只是医生，几乎很少记住某个护士。但那些与众不同的、给患者留下温馨记忆的，或是制造了麻烦、让患者耿耿于怀的护士，当然不会被轻易从记忆中抹去，我要讲的故事就属于这些类型。

长辈般的护士

出国后第一次长时间接触护士是在英国生孩子，那也是平生第一次住院。产院里的护士们戴着漂亮的船形护士帽，穿淡蓝色制服，护士长则穿深蓝色。住院之初我就发现，这家苏格兰地区首屈一指的产院里的年轻护士不多，大部分是中年护士。后来到加拿大医院，也遇到很多并不年轻的护士，这让人对国内和美国几乎只见到年轻护士的现象有些困惑。护士是一种高度专业化的职业，需要经过护士学校的学习，在很多国家，还要经过资格考试获得就业证书。因此，这份工作来之不易，大部分人通常会从年轻时开始，理论上应该一直干到退休，如很多其他专业性职业一样，像医生、牙医、牙医助理、药剂师等等。我们在医院里见到的大都是年轻护士，资历深的、上年纪的一般都是护士长，而且毕竟只是极少数，那些已经不再年轻的护士去了哪里？难道都改行了吗？辛辛苦苦学了很多年，干了一些年，改行岂不太可惜？护士的职业非常辛苦，既劳力，又劳心，也许到一定年龄就不适合再干了，只能"转业"？但英国和加拿大为何还有这么多中年护士在岗呢？依我个人的看法，如医生一样，护士越年长，经验越多，越让人感到可靠。人类的医疗保健目前仍处在猜测和试错阶段，只凭书本知识远远解决不了每个人身体的问题。医生靠经验，护士同样需要经验的积累，才能自如地应对各种预料之外的状况。而且，有了一定年纪的护士往往更善解人意，服务水平更高，我在英国生孩子的经历就是很好的佐证。

在我的产院里，不少人已经当了半辈子护士，她们显然热爱自己的工作，这么多年了，依然满腔热情，没有疲惫感。我是第一次生孩子，总有些惶惶然，年长的护士对我便关爱有加。产院里病号不多，当地人生孩子除非产前有异常，一般都临产时才去医院，几乎直接就进产房，在这里常住的极少。但我因过了预产期，而且有略微的异常，便早早跑到医院住着，觉得这样才放心。这里的护士与待产孕妇的比例很高，总看到护士们到处走动，却不见几个孕妇。因此，她们每到一个病房，都能有充足的时间查看孕妇的情况，询问你有些什么问题，而不是例行公事般一闪而过。我每次都问题成堆，大概有些问题都无知而可笑，但护士们从不因此嘲笑你，反而不断鼓励说，没有什么问题是愚蠢的，只有问过，才能有答案，所以，要尽可能地问。于是，一有机会，我就没完没了地提问，而护士们总是不厌其烦、耐心细致地解答，并顺便给我"灌输"了很多如何带新生儿的知识，这比书本上讲的有用多了。因为在国外生产，母亲不在身边，所以我特别需要这种专业的指导，假如身边的护士自己都没经历过生产的过程，传授给我的只是从书本和观察得来的知识，对我是否有帮助，就不得而知了。这些年长的护士让我感受到长辈般的亲切，让我到现在还怀念在产院的两周时间。有意思的是，这期间，我的妇产科医生只出现过两次，每次只有五分钟，报告一声他的决定而已。因此，我的切身体会是，护士的确比医生重要。

在产院里遇到年轻护士的机会不多，她们大多只负责一些后勤工作，如前台和为患者们送饭等。年轻护士因经验不足，也会出现"错诊"情况。我们亚洲人的新生儿后背都会出现青紫色的斑片，我的孩子也不例外。护士长第一次来病房查看新生儿，拎起孩子先检查后背，然后指着孩子后背下部的那片青紫色告诉我说，这是亚洲新生儿必定有的"蒙古斑"。第二天，来了位年轻护士，看到孩子后背上大片的青紫色，立刻大惊失色，板起脸来，严肃地"质问"我："这些地方是怎么回事儿？这孩子被摔过吗？还是被挤伤过？"一副似乎发现虐待儿童的重大犯罪嫌疑人的模样。我赶紧解释说，"她生下来就这样，昨天来的护士专门告诉我，这是亚洲孩子特有的'蒙古斑'。"我心想，我怎么可能虐待自己的孩子呢？宝贝还来不及呢。年轻护士将信将疑地走了，过了一会儿专门回来道歉，说她误会我了，顺便解释说，有些产妇会出现产后抑郁症和情绪不稳定，会发生无意识虐待新生儿的现象，所以她才高度警觉。

出院那天，按照苏格兰的风俗，护士要将产妇和婴儿送到医院大门外才算完成任务。这一任务由一位年轻漂亮的小护士承担，她拎着装在座椅里的宝宝，陪着我一路走出去。我看她的个头才到我肩膀，拎着不轻的座椅和里面装着的个头不小的孩子，挺吃力，便主动要求自己拎着。她笑笑说，她必须亲自拎，这是这里的风俗和规矩。到了车前，她把孩子放到后座上，看着我拴好安全带，确认没有任何安全隐患，才笑容灿烂地与我们挥手道别，让我们颇为感动。

金花群里的男护士

护士行业通常是女性的天下，是女性的传统职业，所以也才有"天使"这样的美称。没人会用"天使"来描述男性。在国内和英国，医院里见到的男士，除了医生，就是勤杂工，从未见过男护士。我甚至经常听到一些女护士不得不应对护理男病人的尴尬实例。

到加拿大居住后，我却发现医院里有男护士。我在一个抗癌协会做志愿者的顶头上司就是当地医院的男护士，年纪很大，让我觉得他跟护士的形象有些格格不入。他为什么会选择这个职业？加拿大的护士收入很低，与医生比尤其不合理。2007 年前后护士的平均工资大约为每年 4 万加元，这个水平仅仅高于零售业售货员等低级职业，而医生的收入最低也要有十几万加元，通常在 20 万加元以上。因此，加拿大愿意当护士的人少之又少，护士短缺司空见惯，也因此，护士和护士学校成为很多女性新移民的首选。这位男护士显然有很多可以选择的工种，不必非当护士。他解释说，他当护士是因为母亲患了老年痴呆，他希望自己当了护士能更好地照顾她。而且，他很喜欢自己的工作，说医院里男护士不可或缺，有很多工作女护士干不了，尤其是值夜班。女护士家里总有很多意外情况，特别是有孩子的女护士，他就经常替补夜间临时不能上班的女护士。但在加拿大期间，我并未亲身体验男护士究竟与女护士有何不同，在医院里见到的男护士，大多也是推着移动病床运送病人。我甚至仍然觉得，如果自己躺在病床上，身边最好有位女护士照应。

到了南非，我们的家庭医生诊所里居然有位男护士，而且还是白人，让我颇感意外。当地的护士绝大多数是女性，而且黑人居多，这是黑人女性就业的重要岗位。这位人到中年的男护士总是面带真诚的笑容，负责给患者测血压、体温，询问看医生的原因，做必要的简单化验等。这种工作无聊乏味，男人怎么会感兴趣？看病次数多了，跟他比较熟悉了，聊天时便忍不住问他，是不是一直干护士？我猜测也许他是半路改行。南非有些白人在 1994 年黑人解放之后，受到新的体制下对白人的歧视和排挤，不得不离开原来的岗位，改行者屡见不鲜。但他却不属于这类情况，他一直当护士，还挺热爱他的工作。那些年我体会到，男护士跟女护士的确不同，女护士，尤其是年轻的女护士，一般工作起来一副公事公办的态度，顶多见面时问候几句。男护士则比较幽默，谈吐成熟，擅长活跃气氛，会让患者自然地放松下来，因此，遇到男护士不仅不别扭，还是一种愉快的经历。

后来搬到美国，女儿几次急诊、住院，都遇到不少一线的男护士，他们扎针、换药、推病床等，无所不能，业务熟练，工作麻利，边干活边幽默地与患者谈天说地，让你觉得生病、住院没什么了不得了，不过是换个地方过夜而已，比女护士给人的感觉还好。有次跟一位女护士聊起来为什么医院里有这么多男护士，她说因为他们喜欢当护士，而且当得比女护士好。很多女护士干这行是出于无奈，这个职业总能找到工作，而男护士则完全出于对职业的钟情。她说她认识一位在这家医院的妇产科当护士的年轻男士，负责接生婴儿。不少美国人每天早晨起床上班感觉挺痛苦，大有迫不得已的无奈。但这位小伙子每天上班时却兴高采烈，因为这天又会迎接一些新生命。我开玩笑说，他对新生儿的经验这么丰富，将来一定喜欢孩子，是很好的爸爸人选。

天使般的护士

不知最初护士们为何被称为"白衣天使"，也许是因为她们的职责是帮助医生拯救患者和减轻他们的痛苦。还有一层含义可能是指她们都是年轻的女孩子，活泼可爱，走路飘逸，给人天使般的轻盈美感。现实中遇到的护士，真的有像天使的吗？我的答案是，有，但凤毛麟角。

女儿在美国住院时遇到的一位夜班护士就让人联想到天使的美誉。那天我们经历了救护车、急诊和转到临时病房的折腾，刚在病房过了一夜，依旧有些惊魂未定。女儿的情况略微稳定一些，但还是连讲话的力气都没有，肠胃的毛病尚未解决，脚腕的疼痛却在加剧。因此，她躺在病床上无精打采、昏昏欲睡。这时，夜班护士接班了。她一亮相，便给空气如凝固般的病房带进一股清风。她长得很靓丽，是那种大方的美，如时装模特般的修长身材，带着甜甜的笑容，讲话时声音清脆而圆润。她叫黛雯。来到病房后，她并不像别的护士那样，站在床边，例行公事地问几句话，看看床头电脑里的病情就走人。而是俯身抚摸着孩子的手，温柔地问她感觉怎么样。看她的年纪，大概比女儿大不了多少，可能刚从护士学校毕业。查看女儿的病情记录后，她立刻指出一个配药的漏洞：孩子在服用抗生素，因此应该加服益生菌，这样才能防止抗生素破坏肠胃菌群，造成失调，症状便是严重腹泻。我听了有些意外，这么年轻的护士难道懂得比医生还多，能指出医生的疏漏？况且，孩子的感染正是因过量的抗生素造成的，现在服用新的抗生素治疗感染，医生难道没有特别注意这个问题？未给孩子加服其他预防再度感染的药物？这显然是一个不小的疏忽，却被黛雯这样一个年轻护士发现了。我们对护士的期望无非是按照医嘱定时检查患者，定时服药，及时向医生报告患者状况，紧急情况下随叫随到，从没期望她们弥补医生的不足，也从未遇到这样专业又负责任的护士。黛雯讲得的确有道理，让人不能不赞同。看来她并非如我"貌相"的那样，刚从业不久，不然何来这样的经验？我便忍不住问她："当护士几年了？"她说一年多，但护士并不是她的第一个学位，她原本在纽约学时装设计，后来父亲患癌症住院，她回来照顾了两年多，几乎每天都在医院度过，从此爱上护士这个职业，改行学了护士。她的理想并非停留在当个普通的注册护士，她正在继续进修，一年之后就可以考核成为执业护士，执业护士是独立行医的家庭医生的助理，也有处方权，与医生的差距就很小了。我们聊起读医学院和当医生的艰辛，但她认为，只要注意力集中，读医学院也并非难事，如果不是自己已经成家，年龄也大了，一定会去读医学院。没想到，这位看上去如青春少女般的护士已经成家立业，不仅精通业务，而且志向远大。

按照黛雯的建议，医生当晚就增加了益生菌。这一夜开始，孩子的腹泻症状明显减轻，这不能不归功于黛雯这位天使般的护士。

黛雯值班的这天夜里，孩子服过止痛药之后脚部还是疼痛难忍，想用冰袋止痛。呼叫黛雯后，她立刻就来了。听到孩子的要求，她微笑而温柔地对她说，"我可以给你拿冰袋来，但是，冰袋取掉之后，脚部会疼得更厉害，因为冰敷只是暂时麻痹疼痛的神经，一旦解除后，痛感反而会增强"。女儿想了想，觉得有道理，便决定忍着。黛雯于是教了她一些分散注意力的方法，包括深呼吸。第二天清晨，黛雯下班前来告别，我们以为她晚上还会值班，但她说两天以后才又轮班。我们在这里最多住两天，如果不能出院的话，就要转到长期病房。也就是说，我们不会再遇到黛雯了。她和我们都有些遗憾，这些天来，黛雯是第一位让女儿有些笑容的护士，她真的如天使一般。尤其让我们骄傲的是，这位天使般的护士看上去像是华人。

黛雯的出现，让我想起在北京儿童医院遇到的另一位带给我天使般感觉的女护士。那是 2003 年前后，孩子也是上吐下泻，我们去了离家不远的儿童医院。那时北京有些医院开始有了特需门诊，就是将过去的外宾门诊或高干门诊对外开放，挂号费通常是普通门诊的几十倍，但患者不用排队，就医环境非常好，医生大多级别较高，有的还是主任级。我们带孩子去的就是这种门诊。当普通门诊从挂号到就诊都熙熙攘攘、人声鼎沸时，那里宽敞的大厅里没有第二个病号，穿淡粉色护士服、漂亮但并不很年轻的女护士态度和蔼地将我们带到医生那里，然后领着我们到普通门诊大楼去做各种检查。一路上她都笑容灿烂地跟孩子讲话，安慰她说，不用害怕，一切都会好的。每到一处，她似乎跟那里负责的护士都很熟悉，笑着告诉对方，她带的是特需门诊的患者，请先给我们检查、化验。送我们到特需门诊病房后，她出出进进地忙着，把病床整理得平平的，给孩子固定好打点滴的架子，帮我找来椅子。给孩子接通点滴后，一切安顿妥当，她叮嘱我说，她就在门口的前台那里，有事儿可以去叫她，然后才步履轻盈地离开了。那一刻，我觉得自己遇到了天使，还是在北京。

很多女护士很难有天使般的服务，主要原因在于她们干这行完全是出于生计，不是热爱。我刚移民到加拿大时，新移民中流传着经过实践检验的真理：如果不能马上找到工作，男的去读计算机或会计，女的去读护士，一两年毕业后，保证能找到工作。其他少数族裔的女性愿意学护士，也都是出于这种需要。如此，要求她们个个如天使，不现实。

笨拙的护士

护士的差别在服务态度，但我们祈求最多的还是他们的专业水平，抽血、打针、换药最好干净利落。按说，护士们经过几年的护校学习和实习，这些基本技能该是过关的，无论国内外的护士，都该如此，其实却不然。我和女儿都是静脉血管难找的一类，从在国内看病抽血就被护士定性了，说我们的静脉血管太细，一次很难扎准，于是每次抽血，胳膊上留下的瘀青一个星期都下不去。最令人不能容忍的是，护士做不好自己的本职工作，被埋怨的却是患者。几乎每次我都会被"责备"，因为我的血管太细，给护士增添了不应有的麻烦。我以为自己的确天生如此，也就不再计较。每次去抽血，先主动坦白交代，让护士放松，一次抽不到血，不是她的技术问题。

到了国外，每次被抽血之前，我还是一如既往，主动交代"前科"，提醒护士特别注意。但是，国外大部分护士却都能"一针见血"，毫无障碍地结束战斗，有时连感觉都没有，令我惊诧。不知这是训练的问题，还是护士的工作态度问题。按理说，国内的护士接触的患者比国外护士要多无数倍，她们早该在患者身上实地练习了无数次，但还是不能对付我这样的病号。后来认识了几位在国外学护士专业的学生，据他们介绍，他们在护校学习扎针时，除了理论，更多的当然是在人体模型上练习，练的机会和小时数远比国内同类专业学生多无数倍，而且还要在不同特点的模型上练，以便掌握不同患者的特殊情况。因此，虽然他们接触的患者有限，但技术却很熟练。国外对护士技术的要求较高的另一个主要原因是患者的要求高，如果一个护士不断出现诸如国内护士那样的扎针不准，致使患者痛苦不堪的现象，一定会被患者抱怨，引起主管的注意，甚至会关乎其饭碗。

当然，这些结论不能一概而论，国外护士中也有笨拙的。这类情况在南非最多。那里的护士几乎都是黑人女性，但她们的技术却难以令人信服。我经常去化验的实验室的黑人护士每次都把我扎得疼痛难忍，才能完成任务，与国内护士不同的是，她会不断地抱歉。而女儿遇到的另一位黑人护士就更加让人不能宽恕。有次抽血和输液，护士给女儿手臂上扎输液的针头。她倒是一次就扎进了静脉血管，却居然扎得针口处鲜血喷涌，瞬间便喷得床单、护士的大腿以及床上、地上一片血红，恍惚之间，我以为她扎破了孩子的动脉血管，但万幸那个部位没有动脉血管。见到这幅景象，不但我这个门外汉慌了手脚，这位受过专业训练的护士也不知所措，过了片刻才意识到该松开绑在孩子手臂上的橡皮带，这扎得紧紧的橡皮带大约是造成"井喷"的罪魁祸首。

到了美国，再次遇到黑人护士，经历也不愉快。女儿住院时，一位黑人护士给她扎手臂上为抢救输液备用的针头，笨手笨脚地捣鼓了半天，终于将针头扎到了准确的位置，便拿出一块消毒纸，准备消毒后用胶布将针头固定住。没想到，消毒纸却从她手里滑落到地上。这位护士便打算从口袋里再掏一包，但消毒纸放在她握着已经扎进皮下的针头的右手一侧，平时用左手去掏右口袋可能都比较困难，何况现在右手还握着一个针头。眼看针头已经被她的扭动搞得从皮下翘起，鼓出来，女儿痛得皱起眉头，我赶紧跑过去，问她是否需要帮忙。她连忙指着右手口袋，示意我找消毒纸。消毒纸拿出来后，她接过去，一只手却不可能撕开包装，她竟然准备用牙帮忙，我于是又不得不接过来替她撕开，这才完成消毒程序。

女儿的脚腕手术拆线时（实际不是线，是订书钉），又遇到一位黑人护士，她在这个专门做手和脚腕手术的诊所工作，显然不是第一次拆线，但折腾半天，也无法把创口的订书钉拔出来。看着她一次次生硬地拉扯着嵌入皮肉里的铁钉，女儿开始忍着，后来实在忍不住大叫起来，这护士还是不肯罢休，依然毫无章法地捣鼓着那些顽固的铁钉。我们要求她找别人来，她却不肯。直到女儿疼得拒绝再被她拉扯，我们严厉地要求她住手，并喊来了领班护士，她才被替换下去。熟练的护士换了个角度，很快结束战斗。这种情况下，旁观者爱莫能助，只能祈祷以后不要再遇到这样笨拙的护士。

失职的护士

护士的技术不熟练，也许可以谅解，每个人都有开始的那一步。态度不够和蔼，也可以容忍，尤其是那些终日忙碌不停的护士，如国内医院的护士，超负荷的工作量的确很难让人保持微笑。但是，明知属于自己的职责却故意推卸却是不可宽恕的，不管是否因此造成严重后果。

据报道，美国每年因护士无视紧急呼叫而致病人死亡的案例多达近两百例。我们遇到的失职的护士虽然尚未严重到这种地步，但也令人愤怒。第一位护士在美国弗吉尼亚州的一家硬件一流的医院值班，那天女儿从临时病房转到长期病房，她是接手的当班护士。到了她负责的病房后，输液器却不工作，这意味着孩子必需的各种液体药物和生理盐水不能继续输入。她捣鼓了一会儿还是没有修好，说必须换个新的，马上就回来。但此后将近大半个小时，她始终没再露面，而孩子的治疗便这样停着。无奈中，我们只好按了紧急呼叫键。即便如此，又拖了十几分钟，她才进来，却并未拿来新的输液器，经我们提醒，才想起快一个小时前离开时的"使命"，便又走了。谢天谢地，这次她很快就回来了，接通了点滴，人又消失了。整个过程中，她始终面无表情。

她走之后，我看了看表，已经过了孩子每日该服药的时间了。我到走廊里找了半天，也不见那位护士的踪影。无奈中，只好再次启用紧急呼叫系统。她来之后，我直截了当地问，孩子是不是该用药了，而且已经过了很长时间。她愣了片刻，似乎服药不在她的任务清单上，但立即找到"正当理由"："这个病号刚进来，她的档案资料还没从楼下的病房转过来，所以不知该如何给她用药。"说着，她打开床头的电脑，输入密码，屏幕上显示出孩子所有的资料。她看过之后，很快端着药回来，依然毫无表情地看着孩子将药吞下去，便走了，进来出去，连起码的招呼都没有打。不用任何分析都能判断，这位护士显然是为了生计才干这一行，不要说热爱，连起码的责任心都缺失。我们住在医院已经几天了，医生护士的操作程序非常透明，每个患者的资料都储存在电脑里，任何一位被授权的医护人员都可以输入密码，调出资料，何来的"转出转入资料"一说？这个轻巧的借口拖延了孩子的服药时间，更有甚者，患者的治疗药物因她事先没有做好准备工作，更换坏掉的输液器，又未及时拿来新的，孩子的治疗也白白浪费了将近一小时，这样的行径不是失职又算什么？

我正愤愤不平之际，这位护士跟另一位护士一同走进来，交接班了。于是我猜测，也许我们转到这个病房时，离她下班也就一个多小时，这位原本就责任心不强的护士就更心不在焉了。但她"闯"的祸却并未停止。第二天医生来查房时，一进门就发现我们没穿黄色一次性隔离服，非常不悦，甚至有些责怪我们"不负责任"，没按医院的规定穿"隔离服"，因为孩子的感染是传染性的。在临时病房时，护士交代我们在病房时必须穿隔离服，出门时脱下放到专门的垃圾桶，回来后再穿一件。这样做的目的是防止传染性细菌扩散到医院的其他地方。离开临时病房后，我们以为隔离期结束了，还为此有些庆幸。医生的指责搞得我们摸不着头脑。转到长期病房之后，没人告知我们还要像在临时病房一样，继续穿隔离服。这原本是那位毫无责任心的护士的职责，但她与输液器、服药等事项一并忘记了。幸好，这一夜，我们没离开过病房，也就没机会将可能的传染性病菌传播到医院的其他地方。

疏忽职责的护士不止一位，女儿脚腕手术换药时，遇到几位更糟糕的护士。按规定，负责换药的护士必须将手术创口处的止血、消炎垫片全部更换，我们也理所当然地认为她会如此。当她宣布都换好了，我们就带孩子离开诊所。但我们很快发现，有几处伤口没有贴新的垫片，裸露着。回去找人，那护士已不见踪影，另一位职位更高的护士检查之后说，伤口裸露的确不应该，但诊所并没有这类的垫片备用件，只有手术中心才给患者配备，也就是我们自己带着的那一口袋。如果我们带来的垫片护士都用上了，她也毫无办法，不是她的责任。我们听后十分恼怒，哪里有这样推卸责任的规矩？如果垫片不够，护士至少要交代清楚，帮我们找到解决办法，怎么可以这样置患者的伤病于不顾呢？于是我们坚持要找到最初负责换药的护士。几经周折，第一位护士终于出现了，看到我们指出的几处裸露伤口，她笑了笑，一副处变不惊的样子，让我们再次进入换药间，不知从哪儿搞到这种所谓诊所不储备的垫片，把该贴的都贴上，然后交代我们可以走了。整个过程中她毫无抱歉之意，也许对她来说，这类事情天天发生，也就不足为奇了。

遇到一个护士漫不经心，也许还能容忍，如果整个诊所的护士都疏于工作，则会让人发疯。在乔治城大学附属医院手与脚腕诊所的数次就医过程中，我几乎难以找到负责任的护士。无论提什么要求，每个护士都敷衍你，说马上去办，这"马上"却意味着"永远不办"。如果你不像贴身保镖一样尾随他们，不达目的绝不罢休，你的要求永远不会有人理睬，你会被晾在那里无休止地等待。这种责任心状况简直连国内经常遭到患者抱怨的护士还不如。

看病被护士惹一肚子气，在国内，在南非，在美国，时有发生，但在英国、加拿大却很罕见，至少我们从未遇到过。我曾认为，排除国内的特殊情况，这种现象也许与公费医疗和收费医疗体制有某种关系，同时也与护士短缺不无干系。由于护士职业的报酬不合理，加上该职业培训、工作时间的特殊性，护士短缺是很多国家的通病，尤其是发达国家，公费和收费医疗体系都不例外。加拿大为了缓解护士荒，将护士列为技术移民的优先放行职业。在发达国家，如果想很容易地找工作，去学护士绝对没错，我移民到加拿大之后，甚至也考虑过去学护士专业。这种普遍性的供给短缺让雇主没有充分的挑选余地，能找到一个有学历、有证书的护士就不错了，谈不上竞争上岗。而已经当了护士的人，如同端上铁饭碗，只要不出大事故，不必担心会被炒鱿鱼。我们都经历过（国内）铁饭碗时代的服务行业，服务质量是最无法得到保证的。公费医疗体制下，在医院工作的护士大部分由政府按资历等标准确定其薪资，因此，相同资历的护士之间的报酬差距不大，流动性也较小，工作的稳定性与长期就职于一个机构会有助于护士们安心工作和提供良好的服务，这似乎可以解释为何英国、加拿大的护士素质较高。收费医疗体系下，尤其是在美国，医护人员的报酬差距较大，护士由不同的私营机构聘用。有的医院为了减少成本，会倾向于雇用工资要求低、资历浅的人员，对护士的要求和对之进行的职业再培训比其他机构标准低，一线服务人员的素质也就显而易见。我们多次就医的乔治城大学附属医院诊所就是这方面的典型例证。

中国的情况的确很特殊。一方面，医生与护士的收入差距并不像国外那样悬殊，因此，护士的工作心态应该比较平和。其次，护士供应并不短缺，医院招聘护士的选择余地很大。与此同时，护士虽然不是铁饭碗，却也十分稳定。虽然中国医疗体系的城乡差异较大，城市人口中无医保的人口比例也相当高，但总体来说，医疗体制以公费医疗为主。这些条件都应当有利于促成护士的高质量服务。唯一的不利因素是一个护士面对的患者人数比例远远高于我接触到的任何其他国家，这显然是造成国内护士声誉欠佳的重要原因。我在国内遇到的凤毛麟角的天使般的护士是在儿童医院的特需门诊。那里的护士每天接待的病人比普通门诊少得多，况且，在那里工作的护士也一定经过了筛选。

归根结底，护士的技术水平、工作态度和服务质量的差别在于人的素质，也在于所处国家的社会文化环境，以及工作负荷。

形形色色的医院

说完医生、护士的话题，不能不提到医院。某次与一位朋友聊天，说起自己去过的医院。她说，她去过的医院不超过三家，北京的几家有名的医院，如协和、阜外和朝阳。我想了想，我去过的医院简直有她的数倍。可是，要说到医院的不同，我却说不出多少。在我看来，医院不过是大小不同，新旧有别。为了写这篇文章，我专门研究了医院是如何分类的，结果发现里面的学问还不小呢。

在任何国家，医院都是有差别的，视不同的标准分类。按建成时间的早晚，有新医院和老医院；按规模，有大医院和小医院；按提供的医疗服务种类，有综合医院和专科医院；按所有制，有公立和私立等医院。

不同所有制的医院

我对医院归谁所有的问题一直不关心，因为在国内时，医院都是国家的，没什么区别。其实，所有制是影响医院服务的最主要因素。按这一标准分，国外医院一般有三类，公立医院、私立医院和非营利性医院。公立医院是指由（各级）政府资助的医疗机构，这类医院一般为病人提供免费服务和营利性较低的项目。私立医院顾名思义，是由私人投资者为营利目的设立的医院，这类医院的服务不仅收费，而且以营利性较高的服务项目为主。非营利性医院是收费医疗体制下流行的一种所有制，这些医院的资金来自慈善、宗教机构和研究、教育基金，服务内容和价格位于公立和私立医院之间，利润用在医院发展或储备基金上。就经营方式来讲，私立医院和非营利医院没有大的区别，只是利润的用途不同而已。

从这种分类来说，国内的医院绝大多数形式上是公立性质，它们是国家所有的，因此是公立的，但它们又像国外的公立医院不为患者提供免费服务。国内公立医院的患者除个别享受完全免费医疗（但其费用也是医院向单位收取）的高级官员外，大部分人靠自己也要交费的各种医保，没有医保的（农村人口）人则自费。因此，国内的公立医院只能称之为特殊型医院。私立医院在国内只是近年来才允许设立的小规模医疗机构，且主要是专科性医院。国内尚无非营利性医院。

英国和加拿大是全民公费医疗的国家，这里的医院种类很简单，以公立医院为主。英国有个别私立医院，但在这类医院就医的人口不足全国人口的8%。加拿大也有个别私立医疗机构，但并无医院，只有提供检查、由个人交费的机构。在这种地方检查不必排队，如核磁共振。我女儿有次膝盖痛，用X光和普通CT扫描都查不出原因，医生便让她做核磁共振，结果排队等了8个月。每年公费允许的体检很简单，没有B超、X光和CT扫描等项目，几乎查不出大的毛病。有人便到私立机构去体检，还真有人因此检查出大问题，于是便能及早治疗。

按所有制分类的医院在美国花样最多，三种形式的都有，但以非营利性医院为主，城市医院中 2/3 为非营利性医院，其余 1/3 是公立和私立医院。城市里的公立医院大部分是各大学医学院的附属医院，附属于纽约大学医学院的纽约市医疗与医院公司是美国最大的公立医院体系。公立医院的资金主要来自各级政府，除免费服务外，这些医院对拥有老人医保、低收入补贴医保和私人医保的病人也收费。服务对象中无保险的群体比例较高，因此经常面临资金短缺困境，近些年数量呈下降趋势，其下降速度远远超过医院总数量的下降。1996 年到 2002 年，主要郊区的公立医院数目下降了 27%，从 134 所减少到 98 所。为无任何医保的患者服务的还有乡村地区的非营利性医院，因此，公立医院和非营利性医院是美国没有医保或医保较低群体的医疗保障网。

南非与美国类似，也属于收费医疗体系，但这里只有公立和私立医院，没有非营利性医院。公立医院的资金来自政府的保健部，大部分患者看病只需要交 25～50 兰特（大约 3～5 美元）的名义就诊费。医疗体系分四级，最初级是诊所，一般只有护士。其次是地区医院，有全科医生（类似家庭医生）和基本的放射设备。第三级是区域性医院，有普通医生、专科医生和重症监护室、CT 扫描等设备。最高级的医院包括顶级专家和核磁共振等设备。公立医院主要在黑人聚居的地区，承担着全国 84% 的人口的医疗服务。其余将近 20% 的人购买私人医保，在城市里的私立医院就诊。但是，南非医疗资源在公立和私立医疗体系之间的分配与这些医院需要提供的服务不成比例。73% 的医生集中在私立医院，只有 27% 在公立医院服务。在私立医院盈利的同时，公立医院资金却严重短缺，很多医院连手术用的口罩都不够用。

记忆最深的几所医院

南非：历史悠久的私立医院

南非的医院如同那里的主要人种一样，黑白分明。城市里的私立医院为白人服务，乡镇的公立医院为黑人服务。我们在南非是第一次接触私立医院，印象最深的是在比勒陀利亚市内的一家老字号医院做体位血压测试。那家医院原属教会医院，建于百年之前，但至今其建筑还保持原始风貌，医院里依然有浓重的教堂气氛，护士们被称为姐妹（sister），而不是"小姐"（miss）。医院大厅和走廊完全是电影中 20 世纪初期的豪华场景，木地板，高高的木梁贯穿大厅和走廊，所有的门窗都是厚重的深红色木头建造的，宽敞的走廊能容得下一辆汽车通过，病房高大宽敞。窗外的院子绿草丛生，摆着几把长椅，供病人家属歇息，环境十分幽静。这种医院已经很少见了。很多老医院即便保留了旧式建筑，也被现代技术改造了。但这里却保持了历史的本色。以前这是一家只给白人看病的医院，现在不分肤色，只要能负担得起费用，都可以来就医。但我们见到的坐在候诊区的，似乎只有白人。这里不仅硬件漂亮，服务也属一流。从一进病区开始，就有专人带着我们到病房，交代给病房护士长，然后由护士长和几个护士亲自护送我们去病房。上病床之后，护士们便忙前忙后地做各种登记、抽血、测量心跳和血压等，我开玩笑说，女儿真成了公主，被一群穿着漂亮制服的女护士前呼后拥地款待着。一个小时的测试结束后，医院还给孩子准备了早餐，因为孩子早晨是空腹来的。全部程序都结束后，我们被通知到前台大厅交费。交费并不是如国内和其他医院那般，在交费窗口前排队，这里的交费也如同接待贵宾一样，坐在舒适的沙发扶手椅上，负责收费的女士坐在桌子后面，笑容可掬。

美国：非营利老字号医院

我在美国接触的医院有两类，一是非营利性医院，一是私立医院。这两种医院又与新医院和老医院交叉，让人感受到不同的硬件和服务。女儿因为手术去了一家位于首都华盛顿、名气很大的非营利性医院，附属于一所大学的医学院。这家医院历史悠久，陈旧而过时模样的大楼，每个房间都十分狭小，候诊的人即便不多，也坐得满满的，有时不得不站着。很多科室隐藏在走廊拐弯的地方，找起来很难。大楼因为不断添加新的建筑而布局混乱，在里面迷路毫不稀奇。位于地下室的急诊部条件更差，人满为患。连在停车场找个车位都得花很长时间。最不能容忍的是厕所的卫生情况，国外的厕所一向以干净、无异味著称，但这里的厕所地上扔着撕碎的卫生纸，门上的插销已损坏。医院的服务更为糟糕，护士大部分是黑人（华盛顿的人口一半以上是黑人），漫不经心。作为医院服务门面的前台信息处的两个女孩儿一问三不知，似乎她们的任务就是坐在那里打发时间。门诊手术的候诊区是开放的大厅，每个病人用布帘隔开，算是病房了，但大家都能听到彼此的谈话，毫无隐私可言。手术结束后办理出院的护士大约为了及早下班，匆匆交代之后就不再回答任何问题。

美国：两家反差巨大的私立医院

几天之后，因为术后感染，女儿又被送到另一家私立医院，在这里住了大约一周。这是家新私立医院，高耸的大楼环绕着玻璃幕墙，从大厅到走廊，到处都宽敞明亮，病房不但是单人间，还宽敞得如同星级宾馆的双人间，有厕所、淋浴等全套设施，陪床的人有长沙发和躺椅可以休息。医生、护士的服务也基本令人满意。更为重要的是，医院除了治疗当时的疾病外，还主动负责任地安排了理疗师训练孩子脚部手术后的康复，并为我们联系了上门服务的理疗。出院时，医院还安排了非急救性救护车，一路护送孩子到家里的床上。这种对患者认真负责并负责到底的精神着实让我们感动。

公立医院和私立医院以及非营利医院在服务质量上有区别完全在情理之中，但位于不同区域的同性质医院的硬件和软件也有差别，这让我们有些意外，若不亲身体验，不会相信，也不会感到差别的程度。这一点在美国同一家私营医疗保健系统旗下的两家不同医院表现得最突出。住过那家新建的私立医院之后，女儿又被送到另一家同一个系统的医院。当时在急诊部时我们要求去上一家医院，但医生说，这个区域的病人只能转到这家医院，尽管那里离我们家也不近。到医院一看，我非常失望，这家医院与之前那家新医院反差极大。红砖幕墙的大楼很旧，病房条件就更令人意外：两人一间，中间只靠一条布帘隔开。当时我惊讶得半天不知该说什么，在我心目中，美国人最讲究隐私，怎么可能有两人共用的病房呢？急诊部、手术预备区都是开放式大厅，靠布帘隔断还不足为怪，因为在那里的病人都是短时间、临时性的，至少没人在那里过夜。况且，我是准备给孩子陪床的，以为肯定是单人间。但我还是问护士，是否可以在病房里过夜？她说去问一下，回来说，同病房的病人同意我在那里过夜。到了病房一看，病房里只有两张病床和一把椅子的空间，不可能放任何能躺下睡觉的家什。护士指着角落里的一个带扶手的椅子说，"你可以在那里过夜"。想到第二天乃至今后几天我都必须在这里陪护，夜里不能休息绝对支撑不下去，因此只好含泪跟孩子道别。每天深夜回家，清晨赶回医院。两人共享的房间除了没有任何隐私，更不得清净，隔壁的病人打电话，医生护士来给她看病，她喜欢看电视，你都不得不跟着听。硬件较差尚可以忍受，但服务水平不高则让人恼火。孩子在这里很快被交给专科医生，但几天下来，这位医生一直没搞清楚孩子到底是被哪种细菌感染，因此也无法对症下药，只能不断大剂量地更换各种强力广谱抗生素。几天下来，孩子的烧退了，但身体更加虚弱，尽管加服了益生菌调理失衡的肠道菌群，但还是扛不过大剂量的抗生素，腹泻不止。病房的条件太差，孩子说夜里根本无法入睡，我只好白天给她用助眠药膏，看着她睡上几个小时。就在她的病情看上去稳定了，我们准备出院，医生又发现她的肝脏转氨酶极度超标，从正常的50以下飙升到200以上，可是医生却说不清为什么，我们只好留在医院继续观察，后来判断是用药过量造成。等终于熬到出院，那位负责的医生才承认，这家医院太小，缺少孩子需要的如口腔手术科医生（她被诊断为口腔感染），实验设备也差，培养病菌的时间超长，到我们出院时，被培养的细菌还没完全长出来。好在孩子的病情在多种最强力抗生素的作用下，稳定得可以出医院了。因为依然搞不清细菌的种类，医生便开了最强力的两种抗生素让孩子回家继续吃。等我们按照医嘱，自己联系到口腔手术医生时，那位医生听说我们需要继续服用的抗生素后大吃一惊，立刻交代，马上停用这两种药，不然孩子的肠胃会出严重问题。最令我不解的是，那家有单间、服务又好的医院的收费是每天2 600美元，而这家两人合住、服务也不好的医院的收费每天却达2 700美元。前一家医院的医生水平高，收费居然比后一家的低。

花样繁多的医院分类

如国内一样，国外也有老医院和新建医院之分。就软件和硬件的对比来说，老医院大多集中了水平最高的专家，但硬件较旧；新医院设施优良，但缺少顶尖医生。这一规律对国内外医院都适用。国内的老医院除非盖了新大楼，否则就医条件很差，如协和医院的旧楼，走廊光线昏暗，拥挤不堪。新建医院宽敞明亮，但病号不多，如朝阳医院，因为这里缺少名医。国外名医集中的老医院的硬件也比较差，大楼都是若干年前盖的，房间很小，显得很拥挤。新医院通体的玻璃墙，走廊和房间都很宽敞，但这里一般很少有顶尖医生，只能应付普通疾病。我们只是在美国弗吉尼亚州北部地区发现了例外。这个区域的医院由一家私立医疗保健企业控制，其旗下的医院整合了该地区原有的医疗资源，新建了设施完善的大楼，为几个优势领域的专家及其患者提供了优质的条件，新医院和顶级专家完美结合。

就新旧医院来说，英国医院基本都是老医院，若干年来，英国人口增长相对缓慢，新建医院极少。我生活了近七年的格拉斯哥是苏格兰地区最大的城市，只有一所医院相对较新，其余医院均有几十年至上百年历史。各家医院的服务质量很相似，只有个别大型医院聚集了治疗疑难病症的专家，如癌症患者一般都被转到一家大医院，普通医院没有手术能力。

国内还会按医院规模和等级划分类别的方法，如甲、乙、丙级医院等等，还有市级、县级、乡镇医院等。大家看病时通常还是按好医院，包括老字号、名牌医院，和普通医院区分。以北京为例，好医院包括协和医院、同仁医院、阜外医院、北京医院、北大医院、北医三院、军队的 301 医院，以及北京儿童医院等。公费医疗时代，看病能去哪个医院报销，要看单位医保规定的定点医院，定点医院会包含不同级别和规格的医院。在国内看病，好医院的医生水平高，这似乎不容置疑。但差医院医生水平差到什么程度，没有体验的人也许想象不出。我恰好有几桩这样的实例。第一次是在一家中医院，因为离家很近，某次孩子不舒服，就去了这家医院。例行验血之后，我们吃惊地得知，家境很好、营养一直不含糊的孩子居然患有维生素 C 缺乏性贫血，连看病的医生都觉得不可思议，说这种情况通常在贫困农村才会出现。回家后当然给孩子恶补维生素 C，以为也没有坏处。后来孩子又生病，去了一家市级大医院，这次验血之后情况却大变。医生说孩子压根就没什么维生素 C 缺乏性贫血，诊断错误的原因是抽血的护士经验不足，只抽出了开始的血清部分，没有抽足完整的血浆，因此化验出的结果出了大差错。而且，过量服用维生素 C 也有副作用。第二次又遇到差医院的差服务是在一家医院儿科的急诊室，那次孩子腹泻，当然需要输液。护士带我们进到输液室，给孩子挂上点滴就走了。那间屋子的灯光有些奇怪，因为墙角上装着一只紫色灯。过了很久，那护士进来查看孩子点滴打到什么程度了，走的时候无意中看到亮着的紫色灯，突然大惊失色地叫道："糟了，这里一直开着强力紫外线灯！"说着，让我们给孩子收拾好吊瓶的物件，赶紧转移到另一个房间。我们只是略知紫外线对人体不好，所以在阳光强烈时要戴墨镜、帽子等遮挡，但眼前的紫外线又是怎么回事儿呢？问起护士，她老实地承认说，这种强力紫外线比太阳光中紫外线的强度要高多了，是为了给这个房间消毒杀菌。这么小的孩子在里面待了这么久，估计也受到辐射伤害了，只是没法检查。我们听了，只有满腔怒火，因为再抱怨也晚了。回家后我们很长时间都在嘀咕，孩子是不是受到了看不见、摸不着的伤害？

综合医院和专科医院也是一种分类。国内有些医院最初是专科性质，如擅长眼科的同仁医院，心血管的阜外医院，骨科的积水潭医院等，当然，这些医院后来都变成综合性医院了。国外的专科医院不多见，在英国见到的只有妇产院，在加拿大基本没有专科医院，但不同医院的特长项目则有侧重。美国有妇产院，也极少听说专科医院。南非的医院倒是分科较细，除了综合医院外，还有心脏病医院、眼科医院等。

医院是不是有富人医院和穷人医院之分？尤其是在美国？表面上看，这里的各家医院没什么不同，医院大致按区域分布，使居住在该区域内的居民能就近看病。医保公司也不明确限制你要去的医院，除非该医院超出你居住的州。当然，如果是疑难病症，有主管医生和专科医生的证明，需要找外州的专家看病，医保也是允许的。但事实上，有些医院还是不对穷人开放的。例如，美国的低收入群体可以享受政府提供的免费医保——MEDICAID，有些私立医院的急诊中心会写着，本中心不接受 MEDICAID 保险计划。这显然是一种拒绝穷人的委婉做法。这类医院往往设施很新，从外表看，也与衣衫褴褛的穷人不协调。

　　说到医院的类别，不能不顺便提到医院内部门诊不同收费的差别，这种现象只有国内医院才有，即普通门诊、专家门诊和特需门诊。这几种医院内部的区分不仅价格上相差十倍，乃至上百倍，如普通门诊5元，专家门诊就要上百元，特需门诊可以达到500元。当然，高价得到的是高质量的服务，专家门诊都是副主任级以上的医生，特需门诊则一般是该医院的顶级专家。在好医院，如协和、同仁，顶级专家意味着全国最好的专家。

　　尽管存在形形色色的医院，但在我经历的大部分国家的医院里，患者对医院的选择却是有限的。加拿大每个很大的区域里只有一家医院，家庭医生转诊和专科医生指定的也都是在同区域的医院，除非患者要求去其他医院，或是有的区域医院不能看的病症。例如有些医院没有癌症治疗专科，有些特殊治疗，如化疗，只能到指定的大医院进行。我们住在加拿大西部的小镇时，只要涉及专家，大多都要跑到温哥华的大医院。美国的医院分布也有一定规律，医生转诊时也考虑就近，但如果病人的医保允许其到其他医院，医生也会照办。只有在国内，病人可以有最大限度的选择自由。医保的限制比较宽泛，通常会包括不同等级、不同类别的综合及专科医院等等。而且，倘若为了找到更好的医生和医院，病人也可以自主寻找最满意的医院，直接去挂号就可以，不用经过家庭医生或专科医生的推荐或指定。这一点令一些外国人羡慕。有次我参与组织一项对英国医疗体制与中国医疗体制的比较研究课题，与英国专家一起讨论时，我们列举了国内医疗体制的种种弊病。没想到，英国专家说，你们的医疗体制也不是全无是处，你们可以直接去医院，去任何医院，我们就不行，没有选择自由。

儿童医院的记忆

在谈及形形色色的医院时，我有意避开了一种独特的分类标准：按病人年龄分类的医院，这就是哪个国家都有的儿童医院（children's hospital）。孩子小时候总免不了跑儿童医院，我们家也不例外。尤其是孩子体弱多病，接触儿童医院的机会就更多。然而，孩子在国内生活的前五年里，却基本没去过北京儿童医院，跟儿童医院打交道多起来的时候已经到了（加拿大）多伦多。

初次见识多伦多儿童医院（Toronto Sick Kids Hospital）是有次孩子光脚在地板上玩，有根木刺扎进了脚，疼得不停地哭，我试了半天也无法将木刺拔出来，因此，虽然是个晚上，我们还是打车去了儿童医院。冲到急诊室后，先要在登记护士那里办理看急诊的手续，主要是讲清楚病情，护士根据病人病情的轻重缓急决定谁先看，谁后看。这里是儿童医院，来的都是小孩子，大多都是急诊，不然家长不会深更半夜地带孩子跑医院。但是，即便都是有急病的孩子，却也很少听到孩子的哭闹，只是从病房里会传出小孩子打针时的哭叫。急诊大厅里摆满了各种儿童玩具，从大到小，应有尽有，孩子们大约被玩具吸引，全神贯注地玩起来，忘了自己的病。女儿虽然脚很痛，但摆弄起玩具来，也不再哼哼唧唧地喊痛了。大约不到半小时，就轮到她了。医生检查了脚部的刺，用很柔和的声音和语调告诉她，不是什么大问题，只要用棉棒擦擦就好了。女儿于是放心地让医生给消毒，其实那棉棒上沾着局部麻醉用的冷冻药水。麻醉后，医生用很锋利的微型刀将刺取出来，在伤口处贴了一块印有卡通画的创可贴，就处理完了。走的时候，医生还让孩子从很多动画贴里选一张自己喜欢的小贴片，贴在衣服上，孩子就高高兴兴地回家了。进来的时候心情十万火急，没顾上看医院的环境，走的时候放松了，看到医院大楼布置得简直像一个儿童乐园，到处都是巨幅的卡通画和卡通造型的雕塑，难怪孩子们来医院后挺开心，可能玩的东西比在家里还多。回家路上女儿不停地说，儿童医院真好玩，以后还要来。

大概是童言无忌，从此以后，我们跑儿童医院的次数多得数不过来。主要是因为孩子得了一种罕见的疾病，从脚腕骨折开始。儿童医院的骨科专家极其难约，我们排了一个多月的队，终于到了可以去医院的那天。按照预约时间到达后我发现，小小的骨科候诊室人满为患，三十几个座位没有一个空的，我们只好在走廊的长椅上找个位置挤着坐下。按说预约了时间就不应该等很久，但事实上，我们等的时间比预定时间长了 3 个多小时。终于见到医生后，他只用了不到 10 分钟就做出诊断，然后就在助理和学生们的前呼后拥下走了。此后每半年我们都来复诊一次，每次都是同样的经历。而在多伦多其他医院和儿童医院的其他科室，从未遇到过这类情况。国外的医院通常以环境良好、患者稀少、设备先进、医生水平较高著称。在骨科，只有最后一项适用，顶级专家的水平的确高，他不但准确地诊断了孩子当时的问题，还准确地预见了以后几年的情况，让我们及早采取措施。而且，这位医生让我们第一次意识到，给孩子看病不但要看身体的病，还要注意孩子的心理状况，两者要权衡利弊，不能只为了治疗身体的病而对心理健康产生负面影响。孩子的心理健康是终身的问题，身体的残疾总有办法解决，而心理的问题则很难应付。这些教诲让我们受益匪浅（关于这位医生的故事，见本书《各国医生素描（上）》）。

据说，多伦多儿童医院不仅是加拿大而且是北美地区水平最高的儿童医院之一，无论软件、硬件都如此。医院建设得如同一家巨大的购物中心和游乐场，圆形的大厅宽敞明亮，迎面就是信息服务台和入院登记处。通往各科室和病区的通道呈放射状，这样就避免了带着孩子拐弯抹角地走很多路的麻烦。各个诊室的候诊区无一例外地摆放着大大小小的玩具和书，有的还有动画片录像。孩子们到这里似乎不是看病，而是玩。医院还有一个规模不小的托儿中心，带着几个孩子的家长可以把不看病的孩子托放在这里。里面玩的东西如此有吸引力，连我们不需要托儿的时候，孩子也要求到那里玩一阵子。医院还有好几个五颜六色的小商店，里面花花绿绿的玩具、诱人的小吃，常常让很多孩子驻足不前。对他们来说，这里无疑是一个好玩又有美食的美好地方。

到了温哥华后，我们还是照例常去儿童医院。印象最深的一件事是约见一位资深的神经科医生。那天运气不好，我们去的时候遇到几处修路，绕来绕去，迷了路，等到了医院，已经比预约时间超过大约半个小时了。通常这种情况下，医生不会再给看病，而我们偏偏又是当天的最后一个号。不过，我还是去了，当然没指望医生还在等我们。在国外看病，只有病人等医生，从来没有医生等病人的情况，我只是打算到那里重新预约一次。没想到，进了诊室，前台护士说，这位医生一直没回家，在等我们呢。我感动得不知说什么好。当时已经快六点了，医生一般五点就下班。见了医生我先表达感激，她却淡淡地说："我知道你们一定遇到特殊情况了，而且一定会尽可能地赶来，带孩子看病不容易，所以等等也没关系。"这位医生不仅善解人意，而且医术很高，就是她检查出孩子的体位性血压不正常，躺着、坐着和站着的血压数据不一样，站着的血压尤其低得不正常。从此之后，我们对孩子的低血压问题特别关注，并及早就医、用药，避免了可能出现的严重后果。对此，我们永远感激这位已经忘记姓名的医生。

　　孩子八岁时，我们从加拿大回国住了几年。那期间我们较深入地领教了北京儿童医院的软件和硬件。那是一次食物中毒引起的上吐下泻。当我们带孩子到了儿童医院挂号大厅，发现这里如农贸市场一般拥挤，各窗口人头攒动，人群把通往医院里面的过道堵得水泄不通。看这架势，我们有些怯场，于是转身去了设在另一栋小楼里的特需门诊。这里倒是静悄悄的，挂号费是 300 元，比普通门诊贵了至少 100 倍，难怪无人问津。但是，这里的环境的确非常好。到了二楼的诊室，唯一的护士热情地迎上来，直接带我们去了医生的房间，并给我们办挂号手续。看过医生，到特需门诊的病房后，护士就开始给孩子输液。这里仍然只有我们一家人。我顿时觉得这里不比加拿大的儿童医院差多少，从服务到硬件都不错。正这样想着，很快到了 6 点，孩子的病情还没有稳定住，依然在呕吐。护士进来抱歉地说，特需门诊只开到 6 点，没有夜班。孩子的情况不好，只能到大楼里的急诊室去过夜。因为特需门诊不能安排住院，所以不能到住院部。无奈，我只好背起孩子到了大楼里的急诊室。当时正常门诊已经下班，所有需要看病的孩子都拥到急诊这里。还好，因为我们从特需门诊转过来，被优先安排了床位。但是，因为孩子的病情不稳，护士们不知按照哪位（从未露面的）医生的要求，让带孩子再去做检查。背着已经八岁多的孩子从一楼到二楼，又从二楼奔三楼，我觉得自己都快散架了。检查了一圈回来后，不光我气喘吁吁的，孩子也被折腾得脸色发白，有气无力。护士看到孩子的样子，有些担心地问："这孩子是不是心脏有问题啊？"我又被吓得一激灵，上吐下泻还没止住，心脏又出问题了吗？看着护士又要去请示医生，大概又要再折腾各种检查，我断然地否定说："她的心脏没问题，刚检查过，这个样子是检查折腾的，一会儿就会好，您还是赶紧给她挂水吧。"于是，我们被送到临时病房。

这个供急诊病号过夜用的病房大约 20 多平方米，沿墙排满了病床，至少有 20 多张，中间也就没有多少空间了。每个孩子的身上都挂着吊瓶，床边守着一位或两位家长，大部分都昏昏欲睡，有的干脆完全睡过去了。家长们讲话也都轻声细语，因而，这个房间与外面喧闹的走廊相比，简直是另一个世界。这样熬了一夜之后，孩子的病情有明显改善，但大人却累得快要倒下了。于是我们要求出院，但院方不允许，理由是，孩子还没完全恢复，这样离开医院，如果路上出了什么问题，医院负不起责任。据说，有的家长为了省钱，孩子的病还没好，就坚持出院，结果孩子在路上就不行了，不得不赶紧送回来抢救。不过，我们的情况没这么糟糕，孩子以前经常有这类症状，只要止住了呕吐，就没什么问题了。再者，我们住的地方离医院不到十分钟，万一有紧急情况，马上就能赶回来。经过反复检查，我们签了一张声明，这才被放回家。

后来，北京儿童医院盖了新大楼，我们在新楼里看过几次病。这里的硬件的确可与多伦多这种北美顶级水平的医院相媲美，甚至在设计上也许都参考了多伦多儿童医院的模式，宽敞的大厅很清净，迎面是一座假山和流水，与拥挤不堪的旧楼形成鲜明对比。但医生看病的水平似乎没有相应提高，甚至令人失望。以前在这里看病就有过不愉快的经历。譬如有一次孩子感冒，医生让她张开嘴，用一根冰棍似的木条压住舌头检查嗓子，孩子却不愿张嘴。医生当着围在桌子周围的很多家长和孩子的面高声斥责她，甚至说她笨得连张嘴都不会。我们央求医生给她开点感冒药就可以，医生大约认为没有达到让孩子服从的目的，毫不罢休地要求她张开嘴，还说，没检查清楚怎么能开药。我们只好极力说服孩子张开嘴。但她有个毛病，任何东西压在舌头后部都想吐，这又让医生不满。好在这次她似乎没计较，象征性地看了一下嗓子，就开了药。还有一次更糟糕，那次到儿童医院新楼看病，当时孩子已经 8 岁多了，我们去的目的只是咨询一下孩子的疑难病症，没指望医生有什么治疗建议。见到医生，我叙述了症状之后，那位主任级的医生看样子从来没听说、更没遇到过这种病状，想了一阵子，说出来的却是这样几句话："这种病看也没用，根本治不了，以后也甭再看了。"孩子当时并没任何反应，我们听了却有些气愤。这医生连孩子得的是什么病都没搞清楚，居然不懂装懂地说出这些话，还当着孩子的面，哪里像儿童医院的医生？没想到，从此以后，孩子拒绝去任何地方看病，从她这个八九岁大的孩子嘴里吐出来的话居然跟那位医生如出一辙："看什么看，反正也治不了。"在国内的那几年里，我们眼睁睁地看着她受苦，却再无法劝她去找其他医生看病，连想去日本找专家看病的念头也打消了。直到她十三四岁返回加拿大之后，才恢复治疗。这期间是否耽搁了孩子的治疗，不得而知。每每回想起来，我脑海中总是一幅儿童医院漂亮的新大楼里坐着那么一位自以为是、对孩子毫无同情心的医生的画面。

　　跑过国内外不少儿童医院，感触最深的是医生们对自己职业和对孩子们的态度。国内的儿科医生与成人医生毫无区别，级别低的医生对孩子一副不得不面对的消极态度。我猜想他们到儿童医生工作是被分配来的，不是因为喜欢这个专业。国外儿科医生则是因为热爱而选择这份工作，因此，他们见了孩子有种发自内心的关心，跟孩子交谈都像幼儿园老师，看病时特别注意孩子的心理。某次我带孩子看她的疑难病症，医生判断不出病因，但绝没有像北京儿童医院那位不懂装懂的主任医生那样，说出那番冷酷无情的话，深深地伤害孩子的心灵。这位医生开玩笑地说："看来我们都还搞不懂只有你才得的这种病，希望将来有人搞懂之后以你的名字命名这种病！"孩子听了得意扬扬，一副自己要成名的样子。

　　我们在国外儿童医院看病的大部分经历对孩子来说是美好的记忆，美好到她已经成年了，还时不时提起，希望现在还能去儿童医院看病。

谁是老大？

——医生、医保公司与病人

记得若干年前在加拿大看美国总统竞选，当时媒体在评论民主党竞选人奥巴马的医疗保险制度改革设想时，说过这样一句话："美国人的命实际上掌握在医疗保险公司手里。"听了之后，我觉得他们一定是夸大其词。病人的命通常都掌握在医生手里，怎么会由保险公司做主呢？如果一个病人患急症被送上手术台，在生死攸关的时刻，难道不是医生决定是否抢救或如何抢救，难道还要请示保险公司是否要抢救？那时我尚未在收费医疗体制下生活过，无论中国，还是英国和加拿大，都是公费医疗，不存在私立医疗保险这个环节，因此对保险公司与医生、病人之间的关系没有任何理性和感性认识。要是回答"在医疗保健行业谁是老大"的问题，我肯定不假思索地说，当然是医生。后来我到了南非，又真的在美国定居下来，才开始体味这三者之间的微妙关系。

医生的天职是治病救人，患者的命当然掌握在他们手中。但在美国，这种说法确实值得商榷。依我在美国看病的经历，美国人的命实际上的确掌握在医疗保险机构手里。与国内和很多其他国家相比，美国看病的费用说是天价并不过分。以我在美国首都华盛顿附近的弗吉尼亚州看病的费用为例，2015 年，看一次家庭医生的费用是 350 美元，这是看病的最低费用。拍一次简单的腰部 X 光片，大约 500 美元。两只脚的核磁共振费用为 1 700 多美元。至于手术的价格就更令人咋舌。一例大约四个小时的脚腕骨聚合手术，从主刀医生到麻醉医生，到医院手术室收费等等，全部费用大约为 120 000 美元！如此昂贵的医疗费用靠个人力量是绝对不可能承担的，因此需要医疗保险。

在说美国的医疗保险之前，先谈一下公费医疗和公费医保的情形。公费医疗，如英国和加拿大，其医生、医院与患者的关系极为简单。医生、医院看病"免费"，患者分文不交（药费除外），一切资金往来只限于政府的医保部门与医生和医院。如果公费医保对医生和医院的收费有任何控制的话，这都发生在幕后，患者一无所知。国内的公费医疗也属于公费，但执行的方式与英国和加拿大不同。国内看病患者需要先交钱，再找医保报销。医保机构的各种报销规定是什么？尤其是对医院的限制体现在哪里？据国内了解这类信息的朋友介绍，公费医保主要在于限制医生开药和医院从医保收取的费用。例如，药费在治疗费用中不能超过 40%，医生开药的数量按急诊、普通病和慢性病而有区别，譬如，急诊只能开三天的药量。此外，国内医保还规定医院或科室每年可用的医保总额，如果提前用完了，费用便只能由医院自己承担。对于某些复杂的医疗费用，医保机构会经常抽查，发现有疑问的，可以拒绝报销。当然，政府还能直接控制门诊挂号费，不同等级的医院执行不同的挂号费政策，但特需门诊和专家门诊的收费标准估计就由医院说了算。在美国的私营医保制度下，医疗保健市场的主角的力量就非同小可了。

美国的医疗保险分由政府和私营保险公司提供两类。政府提供的有适用于 65 岁以上老人的老人保健医保（Medicare）制度，还有给低收入和其他弱势群体提供的医疗补助制度（Medicaid）（关于这类保险的详细情况将在本书《病债与非抵押贷款》一文谈及）。大部分美国人看病依靠的是由企业雇主提供的、雇员自己也要承担一定比例保费的私人医保和完全由个人自行购买的私人医保。

私人保险的类别和包含的内容差别很大。被保险人除了购买保险要支付的保费，每年还要先支付一笔固定的费用，可称之为最初抵扣费（deductibles）。例如，我们的医保计划的额度是每个家庭每年 2 500 美元，超过这个数额之后，保险公司才开始报销。报销的比例和内容各有不同，每个项目每年封顶的金额也有很大差别。有些项目除了保险公司支付的部分，患者自己还要付一笔固定金额，称之为自付诊费（Co-Pay）。我居住的弗吉尼亚州北部是爱诺华（INOVA）医疗保健集团的管辖范围，每次看医生的总费用是 350 美元，我们的保险属于最好的，自己只要交 15 美元（很多人要交 35 美元）。此外，还有一种费用也需要患者自付，叫作分摊费用（Co-Insurance），就是保险公司只报 90% 或更低的比例，其余部分由患者交。如果总费用为 500 美元，保险公司付 450 美元，自己就需要交 50 美元，不包括 15 美元的固定费用。

南非也属于收费医疗体制，这个国家与美国情形的不同之处在于其人口的 90% 是低收入的黑人。为了保障这些人能够看得起病，政府提供了公费医保，看病只需要交一笔名义费用，其余免费。全国大约 84% 的人享受此种福利，只有 20% 的人口购买私人医保，因此，医保在医疗市场上的影响程度有限。在美国，除了一定比例无医保的群体，其余大部分人看病都需要通过（公费和私营）医保计划来完成。因此，医保公司的保费和报销政策在医疗费用上起着决定性

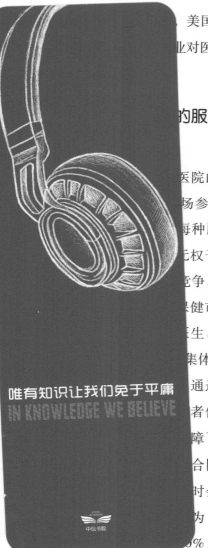

唯有知识让我们免于平庸
IN KNOWLEDGE WE BELIEVE

中信书院

美国人的命掌握在保险公司手里，的确不夸

业对医疗市场的影响主要通过以下渠道实现。

的服务价格

医院的收费由市场调节，自行决定。如果说

场参考标准，每个医生围绕这个标准收费，

每种服务千差万别，收费的自由度和任意性

无权干预，但医生和医院并未"无法无天"，

竞争，最能制约他们的是医保公司。

保健市场的主要手段之一是组织自己的合同

医生、医院列入自己的被保险人的合同网络

集体与他们谈判一个优惠价，即医生和医院

（通过保险公司支付的）费用不同程度地低

者价。医保公司的被保险人为医生和医院

障了医生和医院的市场，因此，很多医生

合同，尤其是大型医保公司的合同。这种

时会很大。例如，我女儿在一家合同内医

为 109 000 美元，但医院只收了保险公司

%。主刀医生的费用全价为 12 300 美元，

给保险公司的价格仅为 4 200 美元，减少了将近 70%。当然，也有些医院给保险公司的优惠较低，如我们去的另一家医院，住院五天的市场价为 13 200 美元，给保险公司的价格为 11 600 美元，优惠率仅为 13% 左右。总体来看，医院给予保险公司的优惠率较高，而医

生通常只给15%~20%的优惠。前者发生的费用通常较高，后者的市场价一般不超过400美元（急诊医生除外），因此打折的余地较小。而且，保险公司的合同网络显然有不同级别，有些医院、医生给的折扣较大，保险公司为他们输送的受保患者必定较多，这通过保险公司的报销规定就可实现。

左右病人就医的选择自由

由于保险公司与网络内的医生、诊所和医院的收费优惠，它自然倾向于让被保险人都在合同内的医生和医院看病，为此可以制定对合同内外的医疗服务的不同报销规定。譬如，看合同外医生的报销比例低于看合同内的医生，乃至不予报销。如此，便大大限制了患者就医的选择自由，尤其是保费低、灵活性较小的保险公司。如果想看网络外的医生，需要事先找保险公司问清楚，看这些医生的费用是否可以报销，按多大比例报销。如果不能报销，以美国的医疗保健服务的价格之高，病人显然无法按照自己的意愿找心仪的医生和医院看病，无论网络外的医生和医院的水平有多高，网络内的同类医生和医院的水平有多差。

我们的保险计划规定，如果是合同外的医生，其收费合理，可以按合同内医生的标准报销。但"合理"的标准是什么？不确定，要看个案情况。譬如，我女儿需要植牙，牙医不在保险公司网络内，收费没有优惠，大约为2 800美元，对合同内保险公司的收费则为2 300美元。还好，我们的保险公司允许报销80%，与合同内牙医的报销比例相同。网络外的医疗费用即便按网络内的同样比例报销，由于这类医生和医院按市价收费，病人负担的绝对数额依然会较高。在上述例子中，我们需要负担的费用因为价格的区别，就从 260 美元变为 360 美元。通过这种方式，医保公司"强制性"使被保险人到自己网络内的医疗服务机构就医，从而降低为此支付的保费。

约束治疗程度

在国内看病时，经常会出现医生过度治疗问题，尤以过度开药最常见。带孩子看感冒，不花费几百元出不了医院大门，医生几乎把所有跟感冒症状有关的检查都做到，折腾到最后，孩子只患感冒，查不出其他任何问题。医生于是会把跟感冒症状有关的药都开出来，因此，几百元钱就花出去了。这种现象有人管吗？没有。或许舆论会谴责和呼吁医生不要不合理地通过化验、开药给医院创收。患者也会有过度看病的现象，甚至还会主动要求多开药。有公费医保的人就可以堂而皇之地替没医保的亲戚朋友当免费药房。对这些不合理现象，没有任何制度上的安排可以有效制止。

在收费医疗体制下，保险公司就扮演着这种"警察"的角色，控制着医生对患者的过度医治和患者要求过度治疗的现象。保险公司对同一种病看医生的次数限制，在理疗方面尤其突出，对一年的理疗次数有严格限制。我在美国的保险规定，一年只能做 60 次理疗，超过部分就要自费（一次理疗收费的市场价为 400 美元左右），而且对一种病的理疗次数也有大致的限制。有次我因腰疼理疗，每次结束治疗时，都被要求回家后按照要求练习，但我总是懒，或忘记，不能完成任务。我总以为可以不断地找理疗师治疗，何必自己费劲呢？于是，10 次理疗之后，我提出希望再做几次，反正一年有 60 次基本免费的理疗。但理疗师却说治疗已经结束，他们该做的已经做完了，回家后的练习属于患者自己的责任。如果不练习，只靠每次去理疗时才治疗，这种情况保险公司不允许，理疗的进展报告都要交给保险公司审核。此外，保险还规定，半年内只能免费诊断一种需要理疗的病，如需要为另一种完全没有关系的病做理疗，诊断部分（150 美元左右）不能报销。我有次在为腰痛做理疗的同时，希望理疗师顺便看看我手腕疼的问题，但她答复说，保险公司规定，这与目前在治的病没有联系，需要再找主管医生开推荐信，并自费做诊断，然后才能使用每年 60 次的理疗定额。换言之，如果不想自己掏腰包，只能等半年后再去看第二种病。

不放过细节

保险公司对被保险人可以报销的细节规定令人瞠目结舌。女儿的一次脚腕手术，医生开出了几种她需要的辅助医用设备，包括床边厕所、助步器和轮椅。前两件设备我们分文未交，轮椅却只能按月租，扣除保险公司支付的部分，每月自己还要缴费 25 美元。道理何在，无人知晓，条例上就是这样规定的。我们只能猜测，根据医生的预计和保险公司对同类手术的判断，病人需要用轮椅的时间只有三个月，此后便会改用其他辅助走路的设备，如走步器、拐杖等。因此，提供的轮椅不能归被保险人所有，只能租用。我们计算了一下，如果使用保险公司提供的轮椅超过五个月，费用就超过自己买一个简单的轮椅。于是，我们选择了自己购买。

保险公司对报销细节的管理还体现在对药品的报销。保险公司对药品报销管理得更严格，乃至规定了药品报销的清单。因此，医生开了处方后，患者必须问清药品的价格，这些药保险公司是否报销，如不能报销，是否有价格更低的非品牌替代药。保险公司报销的药品清单会随时更改，于是患者需要经常关注自己用的药是否已经不在报销目录里，可以让医生选择类似的、可报销的药。更有甚者，对同一种药，保险公司居然还会规定不同的报销比例。

我长期服用一种药，医生对保险公司的规定很明确。我需要一次服用规格为 50 毫克/片的药，但医生建议开 25 毫克/片的，因为保险公司对这种规格药的报销的比例更高，我的不方便只是一次要吃两片而已。后来药量升到 100 毫克/片，我以为一天需要吃四片 25 毫克/片的药，但医生说，100 毫克/片的药比 25 毫克/片的药更便宜，也就是说，报销的比例更高，搞得我一头雾水。保险公司有必要在一种月用量总差价不足 1 美元的药片上做这么多烦琐的规定吗？我好奇地问医生，他替保险公司做的解释是，25 毫克/片的药一般是开给儿童的，50 毫克/片是过渡性的，100 毫克/片是维持性的，是需要终身服药的病人的通常用量，因此，它们在报销价格上有区别。还有一次，我需要补充一种药，但短期内约不到负责开药的专科医生，我就请家庭医生开了药。后来约到专科医生后，她建议我用她的处方去取药，理由是，这种药专科医生开的价格低。我听了之后不禁感慨，保险公司连这么细微的问题都要如此"算计"，当然这也体现着为不同病人做出的不同安排。这些细微的差别也许决定着企业的亏损和盈利。

在药的问题上，如果一次拿药超过规定部分，或者没到期就取下一次的药，保险公司也要插手，即拒绝付款。我习惯跑一趟把所有药都拿齐，免得来回奔波排队。在南非时我可以一次把三个月的药都取了，在美国就不行。医生给开三个月的药量，药剂师根据保险公司的规定，一次只给一个月的。如果你坚持要药剂师发药，费用只能自己掏。另一个办法是再去找开药的医生，如果他们认为要加开，给了处方，保险公司才会受理。但是，看一次医生不要说时间上耗费不起，还要交一笔 15 美元的固定费用。有很多情况下，多取的药只有十几美元，还能当场解决问题，于是，我常选择前者。有些情况下，保险公司的规定就很不合理。例如，女儿有次手术之后，医生给开了六个星期、每天按最大剂量服用的强力止痛药，我们自费取了，费用大约不到 50 美元。后来报销时，保险公司坚持要说明，为何一次取的药超过一个月的用量？还必须提供药房的详细信息。当时已事过几个月，我们已将处方寄给了保险公司，手头任何资料都没有，也就无法提供任何信息，这笔钱就因为这点障碍而不能报销。

拒绝付账

医保公司对医生或医院服务的撒手锏是拒绝为某些收费付账。其中最容易理解的是医保认为医生提供的服务有疑问。我经历的最典型的例子是牙医的弄虚作假被医保发现。我在这位牙医那里看了大半年的牙病，在他的启发下，我把当年看牙的医保封顶金额全部用完，当然自己也搭进去不少钱。后来我因不满服务，离开了这位牙医。不久，我收到医保公司抄送给我的一封信，内容是要求该牙医就其为我提供的服务提供更详细的信息。我仔细看了账单，又到医保网上核实，发现这些服务都是没发生的，是牙医年前认为我应该做，但我不打算在他那里做的项目，涉及的金额达几千美元，只一个牙冠的费用就近 2 000 美元。账单上还像模像样地写明了看病时间。我有些怒不可遏，立刻跟保险公司联系，通知他们我根本没有接受这些服务，这都是牙医虚构的。这种明目张胆的报假账当然理应被医保公司拒绝。

此外，医保公司拒绝付账也有其他原因。从我们的医保报销清单中可以看到，医保公司不予报销的情况有这样几种：

不必要的化验报告。这类拒绝付款的次数最多，因为我们经常做化验，有些化验需要化验师出具报告，但大部分常规化验不需要，医生自己完全可以看懂。可是，这些化验师却要求保险公司付账，数额从几十美元到数百美元。某次我在医院因怀疑肝炎而做的转氨酶化验达四次之多，化验师向医保收费的金额达 400 多美元，但全部被拒，理由是这些化验不需要用报告解释。

一桩治疗中的重复收费。某次我们做过敏实验，医生为此收取医保公司 1 000 多美元的费用。同一天还有一笔单独收费，126 美元。前一笔报销了，后一笔医保公司拒绝支付。理由是，既是同一天、同一个内容的治疗，前面的费用应该包含后者。事实上，我们先做了由护士进行的测试，然后拿结果去见了医生。医生为此又单独收取一笔诊费，医保公司便认为这不合理。

超过规定的报销期限。有位医生的 265 美元的报销要求被拒绝，理由是她没有按规定期限提交报销要求。

只面对个人报销，不为机构报销。给我们出具 X 光报告的一位放射师的报销要求被拒，理由是出面收费的不是个人，而是一家公司。服务是个人提供的，不是企业完成的。

有意思的是，我们发现，家庭医生的收费固定不变，但专科医生向医保公司申报的账单每次的金额都不同，依据似乎是他们见病人的时间长短和提供的具体服务的内容。我女儿的脚腕手术医生给她看了无数次病，从手术到复诊，每次收费都不同。手术收费高，这在情理之中。看病的收费也不同，让我们有些不解。因为每次去医生那里，看病的时间基本相同。后来仔细研究才发现，收费高的那几次，他都要求拍 X 光片或 CT 扫描，因此也给我们讲解了片子的内容等，看来因为这比普通的复诊付出的劳动多，因此同样时间内的收费就不同。还譬如，一位感染科专家第一次看病时时间较长，大约 20 分钟，收费为 260 美元。后来去的几次检查很简短，只有五六分钟，收费便下降到 180 美元。其实医生见病人用了多长时间，医保公司是不可能知道的，不会为此还要求医生提交报告。但医生们如此守规矩，不借此多收钱？我们猜想，这不太可能完全靠觉悟，背后一定有制度性约束，例如，医保公司可能规定，看同一位病人，初诊用的时间一定长，但第二次或以后的几次，不可能还用同样长的时间，因此，医生不敢作假。

医保公司不仅把住付账关，而且防范替另一方付账。我们每次看过急诊，或是看脚腕、后背等，事后都会收到一封来自第三方公司的询问函。信里解释说，他们是受我们的医保公司委托做调查，调查的内容是患者看的病是否属于受伤性质。如果是受伤性质，是否与交通事故有关。如果由于交通事故而受伤，医保公司委托的专业公司将与涉及事故的双方保险公司交涉，搞清楚责任方的保险公司，要求他们承担患者的医疗费用，医保公司拒绝承担。因此汽车保险中有一项人员伤亡保险，赔偿金额可高达数百万美元。医保公司当然不愿为这种原因引起的医疗费用买单。如果受伤发生在工作场所，是工伤，保险公司会要求雇主负担医疗费。总之，他们不买冤枉单。

治疗凌驾于医生之上

医生是医疗保健服务的核心，生了什么病，该用哪些药，该做什么手术等，这一切都由医生说了算，因此，医生的地位是垄断性的，难以挑衅的。但是，在收费医疗体制下，医生头上却压着医保公司，不得不按照医保公司的规定行事。

做手术时，门诊手术除非出现意外情况，例如，麻醉后不按时苏醒，或醒来后出现问题，可以允许住院治疗，其他情况一概当天出院。某次孩子手术后其实很想在医院住一夜，确保手术没有其他闪失再回家。但医生说不行。后来孩子出现术后感染，手术医生解释这种感染时提到呼吸方法问题，说如果她在医院住一夜，护士会教她如何在麻醉了六个多小时后使用特定的呼吸方式，就会避免因呼吸不当造成的肺部感染。我们不免有些不满，因为我们曾提出要求住院，而且看来住一夜的确有益无害。但出于对保险公司的顾虑，医生不能轻易让患者不必要地住院，增加保险公司的报销费用。

还有一次，医生给女儿开处方，定制一种特殊的鞋垫。他写完要求后，想了想，又加了一条要求。然后对我们说："后补的这项要求，保险公司估计不会批准，但你们试试看吧。不行的话，让他们找我。"我们联系做鞋垫的诊所时，果然遇到麻烦。对方看到处方上有"糖尿病患者使用的鞋垫"的字样，就一再要求我们提供孩子患有糖尿病的证明，否则，没有相应的收费编码，无法找保险公司报销。我反复解释也没用。最后，我只好说，先约见做鞋的医生，万一不能报销，我们自费好了。幸好，负责做鞋垫的医生看明白了这些要求的内在联系，所谓糖尿病患者用的鞋垫只是用来表明这种鞋垫的功能，与这种病的名称无关。找到合适的收费编码，才把这个问题解决了。

医生、病人与医保公司的角逐

看病首要的问题是把病治愈，其次便是谁来买单。医保公司是买单的主力，它在医疗服务市场的主角地位不可替代。然而，市场上的其他角色，医生、医院和患者是否有能力与之抗衡？

医生、医院与医保公司经常是一个战壕里的战友，前者服从后者，因为后者为前者支付"工资"，很多医生和医院不得不为了加盟医保合同网络而降价。尽管也有一些医生为保持高收费，拒绝参加任何医保合同网络，我们见过的几位牙医就属于这种情况。医生给病人看病也不得不按照医保公司的规定决定诸如是否该住院，住多久，应该开几天药等等。连合同外的医生也不例外。

但是，在三者构成的连环上看似弱者的患者却又是医生、医院的"钱袋子"。没有患者，医生、医院就没有饭碗，医保公司就不会给他们发工资。医保公司期望患者只交保费不看病，医生、医院却有偏向甚至"讨好"患者的本能，希望患者多看病。医生与患者还可以联手共谋，寻找医保规定中的漏洞，绕过医保公司，为各自谋得最大利益。例如，在我的药品剂量问题上，医生了解如何开药能够为患者节约，而患者也乐于接受这种安排造成的不便。

在与医保公司的角逐中，患者唯一的权利是像普通消费者一样，用钱投票，比较和挑选适合自己需要和服务满意的医保公司和医保计划，同时比较保费的高低。由于大部分私人医保的群体是通过其雇主的团体保险计划完成的，因此，他们对购买哪家公司和何种医保计划没有发言权。只有少数自己买保险的人才有挑选的自由。美国的私立医保公司有数百乃至数千家，为了适应不同群体的医保需要，这些公司提供的医保计划五花八门，被保险人须有很好的头脑和对自己身体的了解才会找到适合自己又不多交冤枉钱的计划。得益于市场竞争的力量，美国同规模保险公司、同类计划的保费相差无几，因此，被保险人选择购买对象时对价格的考虑可以在其次。有些人会注重自己长期跟随的医生是否在某公司的合同网络内，这成为他们选择该公司的首要考虑。有些人要考虑自己的常用药是否可以报销，有些人考虑自己附近的医院是否在合同内，因为住院和手术的开支是医疗费用中的大头。只是，近些年来，由于医疗费用的急剧上升，医保公司的保费越来越高，这无疑将负担转嫁到患者身上。此外，对报销内容的限制越来越多，也增加了患者的负担。有专家分析，这种趋势会愈演愈烈，在"谁是老大"这个问题上，病人的发言权越来越小。

药品价格背后的蹊跷

初到美国时，我发现这里的电视、杂志上的药品广告极多，都是治疗某些疑难病（如丙型肝炎、心肌梗死）和缓解常见症状（如哮喘）的药品和新的治疗方法（如癌症）。杂志里的这类广告简直有铺天盖地之势，无论是居家生活杂志，还是金融投资类杂志，乃至严肃的《时代周刊》里，见到这类广告都不稀奇。其他广告如护肤品、化妆品、狗粮等广告只有一个页面，而药品类的广告基本都占三四个页面，如同面对专业人士一般，详细地列出了药品的治疗原理、构成、副作用等，这显然需要很高的广告费。我对此现象甚为不解。这些需要由医生开处方才能拿到的药为何面向公众大力宣传？让医生了解就足够了，还不用花费巨额广告费。这些费用最终都要进入药品成本的。我在国内也曾经见过药品广告，但数量极少，而且都是药房里就买到的、缓解普通常见症状的药。在我住过的其他国家，如英国、加拿大和南非，从来没在公众媒体上见过任何药物的广告。我过去一直认为，开什么药由医生决定，因为他们是专家，怎么会由病人提出开什么药呢？美国的这些广告很有说服力地介绍了这些新药和奇药之后，最后不能缺少的一句话总是："找你的医生讨论一下这种药。"后来看病多了，才了解了其中的秘密。这个谜底会在后面解开。

看病与吃药几乎密不可分，很少有看病不需要吃药的情况。但在国外，用药的费用与看病、检查、手术、住院等费用的处理方式大相径庭。简言之，在公费或医疗保险情况下，其他费用大部分可以不用自掏腰包，但药费的"苦果"在不同程度上却只能自己吞咽。

在加拿大居住时，公费医疗的覆盖范围几乎无所不包，尤其是看医生和住院，患者一分钱都不用掏。但是，药费却不包括在公费医保里。换言之，吃药的费用要自掏腰包，除非你有补充医保，例如，在公费医保之外的、由雇主和雇员共同负担保费的私人保险，或自己购买的涵盖药费和牙医的保险。即便如此，药费的报销比例也远远低于看病的费用。记得有次我买处方药的费用，保险公司只报销了1/3，自费部分要100多加元。如果长期服用，也是一笔不小的开支。孩子需要用的药完全自费，取一次药花费五六十加元是家常便饭，有一次取了一小瓶治眼睛过敏的药水，价格高达近90加元（但65岁以上的老人无论买什么处方药，都只交一笔配药费，这是他们的福利之一）。

如果你买了保险，美国处方药的费用由保险公司按不同药品的一定比例报销。但即便是有保险，药费的报销比例与看病相比也很低。连政府为65岁以上老人提供的医保和为低收入及残疾人、孕妇、儿童提供的医保都不包含处方药费，必须自己购买私人药费保险。在私人药品保险计划中，对药品的最初自费抵扣额度大约为几百美元，支付完这部分费用以外的费用才能报销，报销金额每年还有封顶额度，大约为2 500美元，封顶之上的费用完全自费，直到达到4 500美元以上，政府医保才会予以95%的报销。如果你了解美国的药品价格之昂贵，就会更加深刻地体会药品在报销方面受的歧视有多严重。

美国有医保的人通常只了解药品的自费部分。我们刚到美国时，药品报销卡迟迟未办好，只好先交费后报销，于是第一手地了解了美国处方药价格惊人之高，乃至"天价"水平。半年之内，我们一家三口的普通常见病用药的花费将近 2 000 美元。最便宜的处方药的一周用量便要几十美元。一支 100 克的处方扶他林止痛膏要 50 多美元（合人民币大约 300 多元），还有一种只有 10 克的小小的常规性止痒药膏的价格为 260 美元。一种止痒用的处方润肤膏在医保支付之后的自费部分还高达 130 美元。这些药膏的使用量很大，一次起码要两三支才能有效。

最让我们"大开眼界"的经历是女儿的一次肠道感染的药费。她开始用了几种药，疗效都不太明显，其实医生说明了，抗生素要用完十天一个疗程才可能让症状减轻或消失。女儿用药快一周了，还不见好转，我们有些着急，找到医生表示对现用药的药效的担心后，医生让我们考虑用一种对肠胃感染效果极好的抗生素，这是治疗这类病的最后武器。但也说明，这种药价格很高，保险公司通常不会很痛快地报销，除非有确凿的证据证明，患者只有服用这种药才能解决"威胁生命"的疾病。医生自己也承认，用其他的药也可以解决问题，就是时间长一些，患者遭受的痛苦多一些。我们为了及早解除孩子的痛苦，毫不犹豫地让医生开了处方。心里做的准备是，也许这药要花几百美元，而不是几十美元。拿了处方到药房，药剂师拿到处方的第一反应是："你有保险吗？"我说："有，但需要先付钱后报销。"尽管如此，她还是先查了自费价格，然后用谨慎的口吻告诉我，这十几片药的费用大约 4 500 到 5 000 美元。我顿时愣住了：这可的确是天价药品啊。但是，我还是坚持要买，因为我感觉我们的医保是市场上最好的，一定可以报销（当时尚未报销过药费，不知道药费的报销与看病差别很大）。即便不能全部报销，也至少能报销大部分。实在不行哪怕自己掏，也不能含糊，这是为孩子治病。于是，我挺痛快地让药剂师拿药。她查询之后却说，他们没有这种药，因为用的人极少，需要专门订货。当时是周四，就是马上订，也至少周一才能到货。我不想再拖延三四天，就到了另一家药房，答复也是没药，也要等到四天以后的周一。看来，这的确是一种稀缺药品，想花钱买都买不到。万幸，孩子的病在疗程的最后几天，也就是那个关键的等药的周末终于好转，到第十天，症状基本消失，也就没有用到天价药品。这次经历着实让我们见识了美国药品的昂贵和制药企业的暴利。

然而，如果一味谴责制药企业的贪婪，也不尽合理。很多新药上市时，企业要把前期若干年的研发费用都分摊到药价里，于是，初期的药价就贵得惊人。按说，药品上市几年之后，一种药专利保护到期，同类药品的非品牌产品（genetic）允许上市之后，市场的竞争会使价格下降。然而，现实并非如此。

最近《时代周刊》从一种现象和一个国会听证案例揭露了美国制药企业的暴利真相。2015 年，一种治疗高血压药品（NITRO-PRESS）的价格从 125 美元上涨到 881 美元，涨幅达 310%，引起公众愤怒。接着，国会就某制药企业采取购买一些唯一的、用于挽救生命的新药的专利从而将价格提高数倍，坐等利润飙升的案例进行了听证。令人惊奇的是，该企业的做法并非制药业的新闻，而是行业惯例。例如，在此之前被审查的另一家制药企业一夜之间将一种治疗艾滋病的药品价格提高了 5456%。2007 年某制药企业售卖用于紧急缓解严重过敏症状（呼吸极度困难）的随身携带的针剂（样子像笔，故被称之为 EpiPen），一对这种针剂的价格是 93.88 美元，到 2015 年，价格涨到 608.61 美元。而当年这种针剂的处方量超过 3 600 万支。可见，被审查企业与行业其他主要企业的做法不同的只是涨价的幅度和时间。被抓住的企业一夜之间抬价两倍到三倍，其他企业则采取缓慢和小幅度涨价的策略。据调查，2015 年一年内，美国制药企业的处方品牌药品价格平均上涨 16.2%。在此前的五年里，平均药价已经上涨大约 10%。美国一些最大的制药企业 2016 年第一季度的利润涨幅高达 30%，而美国人 2014—2015 年用于药品的开支上涨了 12.2%。

在药品市场上，盈利最高的是得到专利保护的大企业。这些企业是美国制药行业收入激增的主要推动力量。例如，市场上过去两年内上市的新药比例高达 40%，受旧的专利保护的药品比例则达 46%。拥有很多新药专利的企业保持同一类药品高价的秘密，在于当药品的专利保护到期时，他们会用成分构成略有不同的其他几十种专利取而代之，继续享受垄断性供给的地位。而政府审批新药上市的速度极其缓慢也助长了已经进入市场的企业的垄断本能。如此，制药行业是美国最热门的投资领域之一也就不足为奇。

美国医生喜欢开药，美国人喜欢吃药，这似乎广为人知。我并未查询美国人一年药品的总耗费，但有些数据可以参考：2015 年美国的药品处方量达 44 亿份，大约一半的美国人需要使用处方药，平均每个美国人一年使用的处方为 14 份。美国有 540 万阿尔茨海默病（老年痴呆）患者，每人每年的药品开支额达 35 000 美元。药价的不合理上涨必定对社会产生影响。2011 年每份品牌药处方自费开支的部分为 36 美元，2015 年为 44 美元。用药量如此之大，药品价格如此飞涨，但需要自掏腰包的费用涨幅似乎还能接受，原因何在？中间有医保公司在缓冲。制药企业的"暴利"的买单者是谁？首先是医保公司，其次才是患者。较富裕的美国人为了治病负担得起价格昂贵的药费，或者，他们可以购买保费高、报销比例也高的保险，这些保单对费用很高的新药和特效药的报销比例较高。然而，患者自付的费用远比不上医保公司支付给药品企业的费用。医保公司对药品的报销比例如此低，其中的重要原因也许是，他们不愿为制药企业的不合理暴利买单。医疗服务其他环节的收费，如医院、医生，是有市场参考价格的，而且保险公司可以与这些机构进行集体谈判，降低费用。但是，对于制药企业，医保公司的谈判能力较弱，对常规性药品可以讲价，对新药就很难。尤其是不可能与医生达成合同，规定医生只能为某些药开处方，患者只能购买合同内制药企业的药品。这在实际操作中也很难做到，因为其中还涉及药房。此外，政府的一些规定也助长了制药企业的垄断地位，例如，由政府提供给老人的保健保险计划。按照规定，必须报销所有用于治疗癌症的药品。他们与制药企业没有任何讨价还价的余地，不得不买。

这也解释了为何在美国的电视、报刊上经常见到各类有较好疗效的新药广告，这些广告鼓动患者找医生开这些药的处方，代替以前或现用的常规药。在美国，医药绝对是分家的，尽管，很多制药企业与相关科目的医生有密切的关系，前者会邀请后者参加一些科研会议和了解新药的研制动态，也会将已通过美国食品药品监督管理局（FDA）批准的新药提供给医生免费试用，医生诊所也时常见到西装革履的医药公司代表。但是，医生只会在患者询问某些新药时提供自己了解的信息，不会因为利益关系而偏重开某些药品，否则会被指责。在加拿大时我们经常从医生那里得到一些免费的小包装药品，但在美国，从未有过这种待遇。因为病人的药费大部分由保险公司支付，如果希望用某种药，首先要了解清楚，他们的保险公司对此药报销的规定，然后决定是否用这种药。医生只负责开处方，不负责也不完全了解各保险计划的规定。于是，广告就要面对公众消费群体。患者如果想用某种新药，会自己找保险公司了解清楚这些药的报销规定，从而决定是否让医生开药。因此，广告花出去的钱是有效的。如果只针对医生推销，效果反倒不好。如果医生竭力向病人推荐某种药品，会面临为某个品牌做宣传的嫌疑。尤其是，如果该药品价格很高（新药价格一定高过同类现用药），患者自费比例很大，而药效又不明显，医生就会有麻烦。因此，他们通常都使用行业内流行的、价格偏低的药品，除非病人坚持要开某种特定品牌的药。

美国医保对药品和其他看病费用报销的不同规定还体现在，同一个保险计划中，药品是由另一家专做药品保险的企业承担。在医院看病、做手术，必定要用到药，这些费用作为治疗的一部分被报销。但出院时医生开的处方药完全由患者自己取，医院连当天会用到的一两次药量都不给。我们有次就险些因此而耽误孩子的用药。以前在其他国家住院，出院时，医院在给了处方之后，一定会给带几片马上要用的药，如果需要再找家庭医生开药，医院给的药有时会足够一周的用量。因此，孩子某次手术结束时，天已很晚，我们以为医院会给她带些回家马上要用的药，便没有急于去药房取药。结果却被告知，几个小时后就要用的止痛药医院也不提供，只能自己去取。当时已经快九点，药房几乎都下班了。赶到最近的药房，却被告知止痛药没货。最后我只能超速驾驶，赶到几十公里之外的另一家开到夜里十点的药房，才拿到药，心里痛恨医院的不人道。

后来我才想明白，这些跟手术本身无关的药与手术本身的报销比例不同，报销的公司也不同，报销的对象是用药的患者而不是医院，医院如果给了额外的、回家才用的药，如何报销呢？于是只能选择这种方式，把取药的责任完全推给患者。

药品报销遭遇的歧视不仅表现在普通私人医保计划中，据说政府提供的医保中也不包含药品，只能购买私人药品医保计划。令人头疼的是，私人保险对报销药品有清单，如果患者使用的药品不在报销范围内，费用差价会很高。例如，一种治疗糖尿病的药，在保险范围内的，患者每月自付的平均价格为 47 美元，不在报销范围内的最高价格会高到 382 美元。一种治哮喘的药，两种金额分别是 47 美元和 474 美元。这对于低收入群体，是一笔巨额开支，对长期用药的人来说，更是雪上加霜。更让人头疼的是，这些药品清单经常变化，患者几乎每年都要查看，不然药品费用就会增长。

美国的制药企业会有丰厚利润，其他国家是否也如此呢？我想，收费医疗体制下，制药企业与市场上的其他行业一样，自然要盈利，没有做慈善的义务（只是在某些特殊情况下，他们会放弃利润，以治病救人为先。典型的例子是治疗非洲严重的艾滋病。在国际机构的呼吁下，一些生产治疗艾滋病有效的新药的大企业放弃专利价，以普通价为非洲提供治疗艾滋病的药品。否则，这些贫穷国家的病人根本没有能力支付昂贵的药品）。公费医疗体制下，有些公费医保不包含药费，不像医生、医院，他们的收入由政府控制。制药企业的部分药品提供给政府控制的医院，其价格也会受一定约束，因为政府有大量采购的议价能力。但大部分药品不受政府管制，制药企业可以自行定价。只不过，这些国家的制药企业大多是美国大型制药企业的分支，其药品定价也会随母公司的情况变化。在公费医疗体制下，政府控制由自己买单的药品费用的撒手锏是对哪些药品可以投放市场有严格限制。例如，很多在美国使用的新药，在加拿大市场就没有。这也许是控制加拿大市场药品价格不合理上涨的手段之一，但同时也是公费医疗体制无法承担天价药价所致。毕竟，大部分特效新药会首先在治疗这些疑难病症的医院采用，那里的费用可是政府掏腰包的。

　　国内的医保计划是包括医院开的处方药品费用的，普通药的报销比例与看病没有区别。也许这是因为医药不分家，药也是看病的一部分，过去也都在医院药房取。但是，国内医保对特效的、价格较高的国产药和进口药却有不同的报销规定，前者可以报销，后者却要自费，而后者的疗效明显比前者好。于是，有支付能力的人可以选择用好药，没有支付能力的人只能用国产药。这似乎也可以视为，国内由公费医保提供的费用没有必要为外国制药企业的利润买单，尤其是为他们的暴利买单。公费医保只照顾国内制药企业，只是，现在纯粹的国内独资制药企业在制药行业里的比重不断下降，倒是合资企业的药品可以视为国产药而不是进口药，于是便名正言顺地享受因为能被报销从而被大量使用的"优惠"，这些合资企业的外资方恰恰均为美国或其他西方大国的大型制药企业。

药剂师 "一夫把关"

——议各国药剂师的角色

那天，我急匆匆地走进附近的一家连锁药房 CVS，把医生刚给女儿开的处方递给柜台里的女药剂师（pharmacist）。她收了处方，到电脑前操作了片刻，便招呼我到柜台前，很严肃地告诉我："很抱歉，你处方的药不能给。作为药剂师，我觉得不应该给这样的处方取药。"

我愣了半天，搞不懂这是唱的哪出戏？看病这么多年，取药也无数次，第一次遇到药剂师不给拿药的新鲜事儿。我当然问她为什么。她说："我们的系统显示，这位病人几周之内连续开出同样的、大剂量的麻醉剂，而且出自不同医生的处方，这是不应该的。按照药剂师的职业守则，我不能按现有处方发药。"

我听了有些啼笑皆非。处方是医生开的，难道医生不懂得如何处理这类药物的使用？医生认为要用这两种药，药剂师有什么权力超越医生而擅自决定不能这样用药？而且，孩子的手术医生只有一位，何来的两个不同医生开同样的药这一说？再者说，两个不同的医生给同一位患者开同样的药，不正说明患者的确需要这样用药吗？我盯着这位看上去是亚裔且并不年轻的女药剂师，差点冒出这么一句话："你只是药剂师，难道你认为医生不如你懂得多吗？你认为你居然能够否决医生的处方？"

但我实际冲口而出的话是这样的："这处方是孩子的手术医生开的，他认为需要这样用药，因为是脚腕的大手术，疼痛很严重。你为什么认为不能给她拿药呢？再说，她的手术医生只有一位，哪来的两个医生开了同样的药？"

女药剂师很耐心，不慌不忙地解释说："这个病人还是个孩子，不应该短时间内用这么重剂量的麻醉剂，会引起酗药的后果。"她拿着第二次的处方说："我们的系统里显示，上一次开药的不是这位医生。"我瞄了一眼医生的签字，也回想起，手术那天开处方的的确不是医生本人，是他手术组的另一位也有处方权的助手医生，但这并未改变主刀医生认为患者在两周之后仍需要用同样的药的事实。

我还纠正她说："这个病人不是小孩子，已经超过十八岁，绝对是成年人。医生认为她可以这样用药，你为什么不能给药呢？"

女药剂师赶紧道歉说，患者的确不是小孩子，是成年人，但即便如此，她还是坚持不能发药。我的倔强劲头被她的坚持挑逗上来，我决意要在这里取到药，于是摆出不达目的决不罢休的姿态，长吸了一口气，让自己镇定片刻，不慌不忙地问："要是我今天必须在你这里拿到药，该怎么办呢？"

她回答得很痛快："我必须给医生打电话，要求他撤销其中的一个处方，只取一种药，这样就可以。"

我忍不住恼怒，有些不客气地"教育"她说："这两种药的作用不同，不能只用一种，长效的药效强，控制总体，速效的对付局部剧痛，缺了哪种都不行，只用强效的确实会产生酗药危险，所以才配上药力轻的速效药，不然医生有什么必要开两种呢？你是药剂师，该懂得这一点吧？"这么长一段话，我一气呵成，还差点给她讲一通长效和速效止痛药对人的大脑神经系统的不同影响和区别。

她不语，只是看着我，但毫无让步的样子。我顿时沮丧，明白在她这里不可能取到药。但下一步该怎么办？拿不到药显然不行，我有些不知所措地问她："那你说我该怎么办呢？你们的这种政策是统一规定的吗？就是说，其他药店的药剂师都会给我同样的答复，是吗？还有，你们所有药店的资料都是联网的吗？别的药剂师也能看到，我女儿两周前已经取过这两种药？"

她回答说："我无法回答你的问题。"接着又说："因为我知道你会拿处方找别的药剂师取药。我不能代表其他药剂师，我只认为我不应该给你这些药。"

我思考片刻，领悟到她的话的意思是，她这条路走不通，不等于我不能同时取到这两种药。顿时一喜："那你是说，你这里不能取，但其他药剂师可以给发，是吗？"

她重复刚才的话说："我只能说，我不能给你这些药。"

她既然不能给药，还有哪里会给药？我只知道我们每天买菜的超市有个药房，但担心那里没有现货，必须等他们去订货，好几天之后才能取，对此，我已领教过。略微冷门的药，他们都没有。也许只有回女儿手术的医院药房，才有可能解决这个棘手的问题，但那需要开车跑几十公里，往返一趟大半天就出去了，附近是不是会有别的药房的药剂师不像眼前这位这么较真？

我只好死马当活马医，毫不抱希望地问女药剂师："这附近有其他药房吗？"

女药剂师对这个请求答应得很爽快，从柜台装名片的盒子里抽出一张名片，递给我说："离这里 2 英里左右有家比较大的药房，你可以去那里看看。"

我很意外，但更高兴，谢过她之后，便直奔另一家 CVS 药房的竞争对手 WALGREENS 药房。路上我有些困惑不解：两家竞争对手，如何还会给顾客提供另一家的信息，把自己的顾客拱手让给对方呢？美国人做事就是与众不同。最不同的是，药剂师"胆敢"拒绝按医生的处方发药。

在国内看病的几十年里，我从来没听说"药剂师"这种称呼，也极少注意到他们的存在。早期在医院取药时，他们被称之为"拿药的"，是不是有药剂师的专业资格考试或需要为此学个专业，都不得而知。"拿药的"其功能就是按医生处方把药交给患者，以前他们还会仔细交代每种药的服用方法，后来连这道程序也免了，因为药不再是散片的，而是都带原包装，用法、剂量都印在盒子上，不用药剂师再啰唆。后来兴起了诸多独立药店，卖药的干脆都不再需要专业人士，随便一个售货员都可以胜任，他们被称为"卖药的"。"卖药的"与卖其他东西的人一样，角色是赚钱，如果你对要买的药品了解不多，需要咨询，得到的答案会是"买最贵的，越贵疗效越好"，虽然事实却未必如此。我有次给患有白内障的父母在国内买眼药水，他们给了药名，店里也有，我只打算买了药走人，但卖药的售货员却热情地推荐了好几种同样功效的药水，搞得我盛情难却，便各种都买了一些，这些高级药比父母用了许多年的普通药水贵了至少 2/3。后来他们试用了这些高级药，没发现跟普通药有什么区别。看来，"卖药的"最关心的是推销利润更高的贵药。跟"卖药的"打交道，最好是自己先给自己开好药方，知道自己要买什么，不要指望"卖药的"对这桩交易起对患者有帮助的作用。此种情况下的"药剂师"真是可有可无。

国外的药剂师却与国内"拿药的"和"卖药的"区别很大，他们的职业地位远高于国内的同行。他们至少需要经过三年以上的大专学习，通过考核拿到资格证书，才能在各药店工作。药剂师手下通常还配备助理，助理资格也要经过至少两年的大专学习，助理们配制的药品必须有药剂师审核签字才能放行。在国外看病取药，药剂师首先会认真叮嘱患者各种药的服用方法，还要说明该药的主要副作用，并特别提醒患者注意。譬如，有些止痛药和抗过敏药服用后会引起眩晕，不能马上驾车和操作大型机器设备等，其实这些注意事项都用醒目的黄色或大红色警示条贴在药瓶上，但药剂师如果不特别说明，似乎就是失职。更为重要的是，药剂师在按照医生处方发药时，还经常会从病人的角度提出一些有益的变通，最常见的是，医生开药一般按照药品的品牌名称（branded），这种品牌药往往比同样成分但非品牌（generic）的药贵很多，大概出于名牌效应。药剂师会建议或征求患者意见，用普通非品牌药品，节省不必要的开支。这跟国内"卖药的"正相反。国外的药剂师也承担着各种关于处方和非处方药及相关商品的咨询，回答顾客提出的问题和对症下药，帮你解决疑难。他们的职业训练和对各种商品采取的中立而客观的评价，使药剂师的意见可信度较高。譬如，我看到一种新的多元维生素，瓶子上赫然印着这种新配方对改善视力有帮助，但价格就贵了很多。问了药剂师，她答复说，这只是厂商广告的噱头，这种对视力有好处的成分在这个配方里微不足道，其他维生素里也包含，只不过没有这样醒目地提示出来，因此，其高价格并未物有所值。这类经历让我对国外药剂师的职业道德肃然起敬。

到了女药剂师介绍的那家 WALGREENS，接待我的是位一脸慈祥、高高胖胖的男药剂师。他看过处方后也皱起眉头，说同时取两种麻醉剂的药品，而且这么大剂量，必须跟医生联系核实才能给药。看来药剂师们的训练都一样，对这种敏感的麻醉剂都很谨慎。但他毕竟没像前面那位，一上来就断然回绝。我倒是不怕他找医生核实，但根据我找 M 医生的经验，他的助理基本不接电话，只能留言等她回复，那可不定等到什么时候，几天时间都有可能。即便那黑人女孩接了电话，她也不能做主，必须找医生本人核实才能给出明确答案。找医生也不是说找就能找到，他若在诊所，必须等他看完手头的病人，才能谈其他事情。如果他在手术室，就更麻烦，得专门呼叫他的助理医生来答复这类问题。我实在不想这样折腾，便很诚恳地对药剂师说："我知道你们有责任核实，但我女儿因为刚做了脚腕手术，需要用这样的强力麻醉剂止痛，而且下一次去见医生是六周以后，那家医院很远，跑起来不方便，所以医生才一次开了这么大的剂量。"

他听了之后，点点头，相信了我的解释，便收下处方，告诉我过 20 分钟后来取药。我长舒一口气，才感觉饿得肚子叽里咕噜的，便在店里买了一块巧克力，边吃边琢磨起今天遇到的这稀奇事儿，其实并非偶然。

看来美国药剂师的权限不小。在国内，"拿药的"和"卖药的"只是按处方给药，病人是否需要某种药，剂量是否太大，甚至是否有医生和病人合谋"骗取"可能用于其他不法意图的药品，统统不是他们该操心的。只要不发错药和卖错药，就是最大的尽职尽责了。他们当然更不可能做出这位国外女药剂师的举动，竟敢藐视医生的处方，以药剂师的身份拒绝发药，也不会像第二位药剂师那样，提出要与医生核实，如果他的系统里也有女儿前一次取药的记录，他必定也会做出与女药剂师相同的举动。谢天谢地，他们不属于同一家药房。

联想到在国外看病取药，如我居住过的英国、加拿大、南非和美国，与国内取药最大的不同，除了药房独立经营，与医院和医生毫无利益瓜葛，还在于国外的药剂师跟医生是两种平等的职业。在药品方面，他们比医生还权威，对品牌药和非品牌药的市场动态了解更详细。而且，药剂师与医生一样，承担着患者安全用药的责任。医生开药时只是简单说明一下药的用量，至于究竟如何吃，如饭前还是饭后，服药以后该注意哪些事项等等，都属于药剂师的职责范围，他们与患者用药过程中出现的问题也有一定的关系。据统计，各国每年因为用药不当而出人命的情况不在少数，如取错药、吃错药、过量用药等。类似今天这样的情形我当然从未遇到过，但也有过几次经历让我体会到药剂师的作用不可忽略。

有次我在加拿大陪朋友取药，药剂师看过处方后立即指出，处方上除了医生写的药名和签字之外，还有其他字迹。朋友解释说，那是她孩子写上的毫不相干的内容，譬如，药店的地址等。药剂师很严肃地说，不管什么内容，这样的处方必须经医生本人的确认他们才能照章给药，否则会有改动处方的嫌疑，这处方便作废，药剂师不能给这样的处方放行。说罢他便打了电话，落实清楚后才给了药。我们不由得感慨，国外药剂师把关真严。国内从"拿药的"到"卖药的"，都不会有这种念头。尤其是"卖药的"，非但不会追究，反而还会高兴。买药原先不用处方，后来有的抗生素、消炎药也要求医生处方，但是，就像国内很多事情一样，这在"卖药的"那里，是可以变通的。我有几次回国买药，没有处方，药店人员也照样卖药，只是加收 10 元钱，用于找医生补处方，万一上面检查，药店不会有麻烦。

既然药剂师与医生只是分工不同，他们发药时也必须同样负责，而他们是否尽心尽责，有时也关乎病人是否会"雪上加霜"。在南非时，某次医生开了抗生素，药剂师看了处方后按惯例问我，是否对某种抗生素过敏。我立刻回答，对青霉素过敏。药剂师便指出，医生开的药恰恰含青霉素，她必须打电话给医生，要求他修改处方，给我开一种不含青霉素的抗生素。我听了有些后怕，我的病例首页上就注明，我对青霉素过敏，医生怎么还会给我开这种药呢？肯定是大意了。如果药剂师不按规定询问，我吃了这种药的后果可想而知，旧病没治好，又添新问题，过敏反应很痛苦，起很多红疹子，奇痒难忍，比要用抗生素治疗的毛病还难受。感谢上帝，我遇上一位工作认真的药剂师，逃过一劫。从替患者治病把关的角度讲，药剂师是医生之后的第二道保险。

当然，药剂师也会出差错，这故事也发生在南非。某次我取一种剂量为 50 毫克的药贴，药房的现货不够了，药剂师把现有的给了我，其他的待订货之后再去拿。第二天，药房的药剂师打电话说上次给的药不对，并亲自到家里把这些药拿回去，然后派人把新的药送到家。那包药取回来之后我还没用，都放在冰箱里。药剂师来取时，说给错剂量了。下午新药到了之后，我发现药贴的颜色跟上午的不一样，是 50 毫克的。后来我又去取药，还是同一位药剂师（药房里有六位药剂师），她看到我的名字立刻想起给错药的事情，赶忙解释说，那天先给我的是 100 毫克的，到了下午她订新药时发现上午给我的药剂量不对，于是赶紧把给错的药替换成正确的。而我出于对药剂师一贯的信任，拿到药很少再检查，如果当时多看一眼的话，也许就发现了这个疏漏。好在，药剂师自己主动"坦白交代"了。

　　回到眼下，今天这位"过度负责"的女药剂师，连医生的权威都不放在眼里。而且，她明知我会从其他药剂师手里拿到药，达到目的，如 WALGREENS 的这位，但还是坚持自己的职业原则。冷静地想想，她的行为事出有因。在美国，滥用麻醉剂这类让人上瘾的药是一个令人头痛的社会问题，不要说非法贩卖毒品造成的问题，有些医生为了留住病人，为了病人在看病后的满意度调查表上不说自己的坏话，就无原则地开强力止痛药。有些病人甚至以此获利，将自己合法得到的麻醉剂转手给那些吸毒成性的人，获取暴利，与买卖毒品毫无二致。如果警察发现瘾君子们服用这类处方性麻醉剂，有权要求查看其药瓶上的姓名与服用者的姓名是否一致，如不一致，说明存在非法买卖处方药的犯罪行为，服药者、药品的处方患者，乃至给患者开处方的医生和取药的药剂师，都有可能被牵连。尽管非法获取麻醉剂一旦被发现，会遭到严厉惩处，但这类交易仍然大有市场。这位女药剂师试图以她个人的力量阻止的便是这种潜在的不良行为。设想一下，病人短时间内从两位医生手里开出同样的麻醉剂药品，且剂量很大，的确有这种嫌疑。美国人可以随便更换自己的主管医生（又称家庭医生），为了重复开到某种药品，的确可以找不同医疗体系和医疗信息不共享的医生。与此同时，女药剂师拒绝给药还有一种顾虑是，避免为大剂量提供有管制性的麻醉剂药品而承担可能的责任。她采取的是"宁可挡住一千，也不放过一个"的谨慎政策。只是这次过于谨慎，害得我跑好几个地方，耽搁不少时间，才把原本正当合理的处方药拿到手。

遭歧视的牙和眼

有种说法叫"牙疼不是病，疼起来要人命"。我在加拿大刚上班时就突发一次牙痛，疼得直冒汗。虽然还在上班，却不得不捂着半张脸，找老板请假去看牙。老板愣了一下，说："真不好意思，咱们的牙病保险还没办好，你能不能再等几天？"我不明白地问："这里不都是公费医疗吗？怎么还要单独办牙病保险？"老板解释说，公费医疗不包括看牙，所以，公司得给员工另买保险。我们公司的保险到期没及时续费，所以被暂停了。老板说，要是自己掏钱看牙，可是很贵的。我想了想，觉得先吃止痛药，再坚持两天。过了两天，牙痛非但没减轻，反而更严重，乃至影响到睡眠。无奈，我又去找老板，决意要看牙。他见到我，连忙说："保险办好了，你赶紧看去吧。"于是，我飞速跑到楼下的诊所看牙。牙医说，牙坏得没法补了，必须做牙根根管。做了两次，这个工程才结束。去结账时，前台小姐告诉我，总共1 300多加元。我大吃一惊，问："有保险，还要交这么多？"她回答说："你没保险啊。"我坚持让她再核实一下，她打了电话，肯定地说："保险公司说，你们的保险还没生效。"我气得没话说，只好怏怏地交了这笔钱。回办公室后，我立刻找老板"算账"。他很抱歉，说自己也不知道，续费后，还要再等一周才能

124

用保险。"那怎么办呢？"我问，显然，这钱不能让我掏吧？老板想了想，建议说："咱们对半分吧。"这就是说，我还得交将近700多加元？那可是我当时月工资的1/3啊。我犹豫了半天，想讨价还价，又不好意思。老板平时对我很不错，我家里事情多，经常请假，他从来都爽快地许可。我便答应了对半分。后来，公司的人告诉我，就是有了保险，也不可能全报销。大概只能报70%，加上一开始必须自费的一部分，我的损失也不算太大。

在国内生活时，我并没有对牙和眼的疾病格外注意，国内公费医疗包括看牙费，似乎天经地义。"牙疼不是病"不知何时开始流传，也不知道理何在。牙是身体的一部分，头疼是病，牙疼怎么就不是病呢？而且，看上去，牙与身体的其他器官关系不大，顶多与口腔密不可分。但是，牙的毛病却可能引起全身的反应，牙龈感染会导致发烧，拔牙甚至会波及心脏。大概从前看牙不属于（中医）医生的事儿，牙痛也不必找医生，自己想办法解决便好。在西方，牙医的前身是理发师，其实也就是拔牙师傅，拔牙也不属于医生的职责范围。牙明明是身体的一个重要组成部分，它出了毛病，却不归医生管，这是一直让我困惑不解的问题。唯一的解释可能是，在医学不够发达、对人体了解欠缺的时代，人们认为牙与身体的其他部分无关，可以区别对待。现在的牙医已经属于医生范畴，同样要经过多年学习。因此，看牙与看身体其他毛病一样，该由医保涵盖，这应该毫无疑问。有趣的是，在流行"牙疼不是病"说法的国度里，牙病是被当作病来对待的。我这颗花了"天价"治好的牙就是1988年出国前因为龋齿在国内补过的，当时花了不到20元，还报销了。后来几次回国居住，牙的毛病越来越多，到了要装牙冠的地步，这些看牙的费用都按其他看病费用同样的比例报销了。

可是，国外医保对待治牙费的政策就不同了。上面说过，加拿大公费医保不含治牙费，除非自己再买私人补充保险。我回想起在英国时，如果不是因为是学生身份，看牙也是有歧视的。我因为牙不好，到英国不久就开始看牙。在这个公费医疗的国家，看其他病都免费，牙科却只能免费检查，至于补牙、拔牙和镶牙则要自费。当时对学生有优惠待遇，我也跟着沾光，可以享受免费看牙，但只限于补牙，不包括装新牙。万幸那时我的牙还没坏到要拔的地步，否则拔了坏牙，却镶不起新牙。后来女儿到英国留学，看其他病都不交钱，但与牙有关的费用却必须自己掏腰包。她因为矫正过的牙齿需要一副牙套，就只能自费。而如果你的脚或胳膊不正常，需要戴某种矫正器，无论是公费医疗，还是收费医疗，都理所当然地在免费或报销范围内，但对牙，怎么就这么歧视呢？

比起英国来，加拿大的公费医疗对牙就更加歧视。如果不工作，又不买辅助保险，看牙就得完全自费，这就是我后来的状况。我周围的几个朋友要么自己经营小生意，要么在家当家庭主妇，都没有辅助保险。我们曾考虑是否自己购买包括看牙在内的辅助保险，但仔细研究过这些保险的报销规定之后发现，其对看牙的规定很苛刻。每年能报销的总额基本等于每年交的保费金额，买这种保险还有什么意义呢？在没有牙齿保险的情况下，看牙的费用的确让人望而生畏。我陪一位朋友去拔牙、植牙，两颗牙的第一笔费用就将近3 000加元，这只是拔牙和用骨粉做牙骨的费用，后面做牙冠、镶牙的费用还不包括在内。万幸，那时我的牙基本不闹大毛病，就是需要定期洗牙。每次回国时顺带看牙，也是我们这些没有牙保的群体解决看牙问题的方法。虽然在国内也自费，但费用毕竟低很多。洗牙连私人医保都不报销，尽管一次上百加元，一般要去四次才能全部洗完，这 600 多加元的费用只能自己掏。当时孩子的牙经常闹毛病，从轻微的龋齿，到智齿出毛病，需要拔掉。后来又因为牙长得太拥挤，几乎成了两排，需要一次拔掉四颗好牙，才能戴牙套矫正。好在当时我们居住的省有为低收入家庭提供的儿童牙科保健项目，自己只负担很小比例的费用就可以看牙病，因此花费有限。但这些优惠不包括镶牙和做牙套，后者属于美容性质，几乎任何医保都不包括此项内容，几千加元的费用也得自己出。

在美国看牙有医保。但是，与看其他病比较，一是初次自费抵扣部分较高，为 250 美元，而看其他病的抵扣额才 300 美元。跟全身性疾病开支有时可高达数万美元相比，牙病才占多大比例？费用最高的植牙也不过几千美元，却要先自付 250 美元。二是每年看牙的报销费用有上限，大约在 3 000 美元。女儿补了两颗牙，做了三个牙冠，全年的费用就用完了，此后的看牙费用便自付。三是限制的内容较多，如牙冠只能报一半，其余部分自费，补牙、深度清洗等各个具体项目的报销比例也不同，没有一项可以全报。做手术耗资十几万美元，我们一分都不用交。而看牙的几千美元，我们却需要负担其中的大约 30%，超过封顶额度的费用还要全部自付。

如果知道美国看牙的费用有多高，就会更清楚地了解对牙病的报销歧视引起患者多少额外开支。譬如，做一个牙冠的市场价为 2 700 美元左右，保险公司按合同价，可以报 1 600 美元，患者自费 400 美元。如果这是本年度的第一次看牙，报销额度里还要扣除 250 美元，自费部分就达 650 美元。植牙的费用更高，植入钢钉本身的费用为 2 300 美元左右，其中自付也是 400 美元。为植牙做的牙冠与牙病引起而做的牙冠的报销规定不同，这类牙冠只报 50%，总价为 2 300 多美元的费用，自己要掏 1 150 多美元。美国牙医已经不做普通镶牙，植牙是唯一方案。牙不好的人用在看牙上的费用的确是一个不小的数额。

如果说牙病肯定是病，只不过在报销上遭到一定程度的歧视，那么，眼睛的毛病算不算病？眼睛的一些毛病，如角膜炎、白内障、青光眼肯定是病，因为医保可以报销。但近视眼，在国内的医保项目和加拿大的成人医保项目里，就不算病，因为矫正近视的眼镜是不在报销范围内的。我戴眼镜比较早，在此后的几十年里，从没想过，近视眼究竟是不是一种病？因为配眼镜的费用从来不报销。直到去了英国，需要配眼镜时才知道，这里的公费医疗允许每年配一副眼镜！也就是说，近视眼也算病，只是报销的额度和内容有限制，例如，镜片可以报销，但镜架只有不多的几种廉价式样才可以报销，如果选其他的，就只能自费。

在美国的收费医疗体制下，眼镜可以在一定程度上报销，例如，每两年一副眼镜只能报销350美元，超过以上的部分自付。在美国配眼镜，最贵的部分是镜片，而且没什么选择，只有一种价格，350美元基本只是一副普通眼镜费用的一半，其他部分自费。基础验光可以报销，验光中的有些内容却不报，这都让我愤愤不平。如果你有长期腰腿痛问题，可以申请购买护腰、护腿、护膝，医保是报销的，而眼镜与这些用品的功能一样，怎么就要限制呢？问题在于，近视眼镜与花镜不同，花镜的价格便宜到没人买不起。而无论在国内，还是在国外，配一副近视镜的价格都令人咋舌。在国内配副普通眼镜从几百元已经涨到几千元，其中镜片和镜架的价格都不菲。国外眼镜的价格也不逊色，尤其是镜片，如果镜架可以为了节省选择非名牌，镜片基本没有挑选余地。近视眼的患者必须自己负担相当大的部分，这显然不合理。更令人费解的是，有些医保计划允许报销眼镜，只是金额有限制，但隐形眼镜却不能享受此等待遇，必须完全自费。其理由当然是，隐形眼镜纯粹是为了美观，而且其费用不是一次性的，是连续不断的。此外，摘除白内障的手术全额报销，治疗近视眼的费用却一分不报。用激光治疗近视眼是很流行的技术，费用高达 5 000 美元，但医保却不覆盖，这难道属于美容性质的手术吗？

对牙和眼的医保歧视还表现在，必须单独花钱为这两个器官购买医保，它们不包含在普通医保范围内。也就是说，有些医保计划将牙和眼排除在外，尤其是牙。因此需要补充购买对牙的保险。如果说对视力问题的歧视还能容忍，毕竟，需要戴眼镜的人总是少数。但牙是人人都要看的，哪怕没有毛病，每年也需要定期洗牙，况且，在牙医眼里，每个人的牙都有毛病，都需要治疗。我记得刚到美国时，一颗牙对冷热过敏，便去看牙医。没想到，牙医检查后说，我的牙有 1/3 需要治疗，从补牙到做牙根根管，到装牙冠，还需要深度清洗，总费用超过 5 000 美元。我要是想治的话，保险公司每年封顶的报销金额大约只够一半，其余部分自费。不过，为了花掉保险公司规定的额度，在牙医的"忽悠"下，我真的又自掏腰包、花了好几千美元收拾了我全部的牙。小洞不补，大洞漏土，日后牙们出了大问题，我的腰包岂不是又要瘪下去许多。可是，第二年，我的牙们就又开始造反，这次闹得更凶，不得不连拔三颗。根据歧视性报销原则，只是拔牙，我已经自费了好几百美元。接下来的植牙，就等着再收几千元的账单吧。

有趣的"话疗"

    如果说，医保公司对治疗牙和眼的费用的报销有歧视倾向，但对有些国人不认为是病的毛病的报销却很慷慨。例如，心理咨询。在有一年春节晚会上，小品明星赵本山出演了一个讲乡村医生的小品，这位医生靠"话疗"治病，引得全场观众大笑。虽是玩笑，但也揭示了心理治疗的主要手段：以谈话来解决患者的问题。有趣的是，我在加拿大就亲身体验了一次"话疗"。

    当时的情况是，我发觉自己的短期记忆力突然下降，几分钟前发生的事、说的话，立刻在大脑中消失得无影无踪，越要回想，脑子里越是空白一片。与此同时，我忽然变得无比急躁，每天像无头苍蝇一般，不知该干点什么才好。在这种大脑乱哄哄的状态下，什么事情都干不好，连日常最简单的做饭，都经常出事故，要么烧煳了，要么压根没开火。我为此去看医生，家庭医生仔细询问之后判断，我的问题属于一种焦虑症（anxiety）。我以为医生会给我开点美国人经常吃的药，吃了情绪就会稳定。但他认为没有严重到需要吃药的地步，建议我找心理医生（physiologist）治疗。我以为这种治疗就是我和心理医生谈谈话，没想到却是参加一个心理治疗小组。

第一次参加治疗，发现这个小组有七八位患者，有两位心理咨询师，也叫心理理疗师（therapists）。她们比医生低一级，但也要通过专业训练。大家围成一圈坐定后，理疗师便开始了"治疗"。首先她让每个人介绍自己的情况，说明自己为什么被纳入这个小组。然后发给每人一张表，要求在表上罗列的各种症状上找出与自己相符的，然后根据每项症状的分数，给自己打分。于是，每个人便像小学生一样，开始认真作答。我边写边怀疑这种治疗的有效性。用这种小学生上课的方式治疗这些心理问题严重的成年人，是不是有些可笑？这几个人里我的问题最轻。其余几位都曾经有工作，如有保险公司的客服，有行政人员，还有一位是颇有成绩的电脑软件编程员。由于焦虑症，他们居然无法正常工作，都被定义为"残疾人"而从政府领补助。他们都严重到不能工作了，靠这种幼稚的方式能治好吗？最不可思议的是，每人给自己打分之后，理疗师在老师讲课用的白板上写出每个人的名字，让大家自己上去，把分数写在上面。这不是"侵犯隐私"吗？西方人最讲究保护自己的"隐私"，这下可好，在这群心理已经有问题的人面前，却要把自己不愿示人的状态公布于众。不过，大家都老老实实地写了自己的"得分"。写完之后，我看了"全班同学"的分数，发现自己是焦虑程度最轻的。莫名其妙地，我的心情好了很多：原来有人不但有与我相似的问题，而且比我严重得多。带班的两位理疗师什么也没说，把大家的"卷子"收好，就宣布下课了。

这种治疗每周一次，有些人会时常缺课，我出于好奇，也因为无事可做，三个月的"课程"一次不落地坚持下来了。从第二次课开始，每次上课前，当大家急匆匆地闯进教室后，理疗师会带领大家在舒缓的音乐伴奏下吐纳闭目静坐五分钟，让大家想象自己坐在小镇的沙滩上，听海浪轻轻拍打沙滩的情景。我从来不相信此类"打坐"有用。我在这里住了好几年了，居然从未在沙滩上静坐过。鉴于眼前不能干别的事，只好像别的同学一样，闭上眼睛，试图避开沙滩，想点别的事，但又不由自主地被那放松的音乐干扰着，被"老师"反复轻声的提示引导着，真开始想沙滩了。我甚至想象着，要是在沙滩上，我会找什么角度拍照能拍出有特点的镜头？五分钟很快过去了，老师问大家与刚进来时有什么不同的感觉，我的回答是："不着急了。"别的人也表示，放松多了，尤其是那位找不到车位"怒火满腔"地闯进教室的女士。从此以后，我开始相信音乐的放松作用，有段时间一个人在家时，还坚持听了很久老师提供的放松性音乐。

理疗进行得深入之后，老师开始让大家反思最近这个时期周围发生过什么事情，乃至每天的日子是怎样过的。我又觉得这挺无聊，我就是找不出自己焦虑和烦躁的具体原因，才去看医生的。要是知道原因，自己不就克服了吗？正嘀咕着，旁边的那位软件编程员开始唠家常般地讲述自己最近的事情，说自己几个月前在工作中遇到比较大的障碍，有个程序看上去并不难，但他却死活写不出来。拖得久了，连老板对他都有些看法了，或许以为他不努力，他便闷闷不乐，开始对自己苛刻起来。我听了以后便觉得自己有话要说。老师也立刻询问大家，对软件编程员的情况有什么想法或评论。我立刻不假思索地说："你干吗这么跟自己过不去？编软件是种摸索性的工作，人人都有可能遇到麻烦，缺乏灵感。你为什么对自己要求这么高呢？"我以前做过电脑软件编程和开发的招聘工作，对这个领域的工作性质有不少了解。对方听了这话，有些顿悟，重复我的话说："是啊，我为什么对自己要求这么高呢？"理疗师也接着我的评论说，的确，凡事不要把自己逼到墙角，要适度，承认自己不是全能的，给自己留退路。看到那位先生有些释然和若有所思的表情，我忽然在心里嘀咕：西方人真是脆弱，工作中遇到这么点麻烦就会得病？严重到不能工作、需要领救济的地步？

轮到我发言时，我详细交代了这段时间的事情，其中重要的一条信息是，我女儿刚过 17 岁就考过了驾照，而且立刻要求自己开车上学。这本来是件很值得庆祝的事情，尤其是这孩子脚腕有伤，不能走长路，能开车对她来说是大大改善了生活质量。可是不知为什么，她每天早晨开车走后，我都开始莫名其妙地担心，她去学校的路开车不超过 5 分钟，只需要过一个大的十字路口。可是，这个十字路口在早高峰时车特别多，都是去她学校送孩子上学的。她是左拐，最容易出事。因为能开车了，有时候放学后，她会开车跟同学出去玩，这又让我坐立不安。但总的来说，我该高兴。说完这些话，有位同学问我："你女儿开车有保险吧？"这当然，这里的人开车没有不买保险的，我女儿的保险是直接免费加在我的名下。她又说："有保险，你还担心什么呢？"我想了想，可能我担心她万一出事会受伤吧？不过，冷静地想想，这孩子很谨慎小心，从来不超速。而且这个小镇小路居多，大家开车的速度都不快，就是出点事，顶多也是剐蹭，不至于造成身体伤害。于是，在总结时，我说出了自己的这番认识，从此把孩子开车的事看得很轻了。那几年里，她除了在停车场把车剐蹭了，没出过别的事。

随着大家彼此了解的程度越来越深，理疗师采取的方式也越来越像"文化大革命"时期我经历的"斗私批修"小组的功能。那时候大家在一起讨论的就是谁有政治问题了，例如在某件事情上出现自私倾向了，其他人就会（用毛主席的教导）帮助他，使他认识自己的错误。我们理疗小组的作用正在于此。在大家的互相理解和帮助下，我的收获越来越大，到后来变成我老在帮助别人解决思想问题了。毕竟，我的问题本来就轻，领悟得又快，进步当然也比较快。只是，我越来越发现，事情发生在别人身上时，自己会说得头头是道，但轮到自己，却经常执迷不悟，走不出泥坑。

我的问题大致解决了，按说可以要求退出了。相反，我对每次上课的积极性却更大了。究其原因，可能是了解到有人跟我有同样的问题，我不是很另类的人，没什么可难为情的。这对心理有问题的人来说，极其重要。很多问题的产生就在于以为只有自己才出现这类问题，因此会自惭形秽，产生一系列其他问题，尤其是觉得自己是失败者，迁怒于己，更于事无补。有些人会产生焦虑症，有些人会进一步发展为抑郁症。班上其他人的情况也有不同程度的好转，但没有我进步得这么神速。另一个重要原因是，我发现自己对别人又有价值了。我在班上开始扮演老师助理的角色，对其他人的问题提出自己的看法，以自己类似的经历讲述自己的感受，使有这类问题的人得到同情。这样也会减轻对方的自责。几次之后，我觉得我都快成心理理疗师了，后悔自己当初上大学时，怎么没选心理专业。毕竟，我是博士出身，其他人基本是大专毕业。这种角色让我很上瘾，对改善我自己的问题也很有帮助。对我来说，对别人有用是人生的重要目标。以前工作不仅是养家糊口，也是对别人有用。

不过，有些情况似乎连老师也束手无策。有位中年女士因为目睹一起车祸而造成恐慌发作（panic attack），有几次发作时老板不得不叫车送她回家。而且，最容易引发这种恐慌发作的场合偏偏是开车的时候。只要一开车，她的脑子里就会重现那次车祸的惨景。在加拿大，不开车寸步难行。对这种问题，老师能做的是尽可能减缓她在其他问题上的焦虑，以此改善她的思维质量，并且指导她在出现恐慌发作时如何应对。譬如，她对自己母亲的囤积障碍症非常忧心，这也是困扰日常生活的大问题。老师和同学们建议她逐步帮助母亲清理过多的物品，找出好的理由说服她，也可以找专业人士帮助。十几次课后，她的情况也有好转。

过了那个冬天，"话疗"小组经过 3 个月十几次的疗程，终于结业了。理疗师拿出大家第一天填的表，让每个人对照当时的各项内容重新打分。果然，每个人的情况都比理疗前有了好转，其中我的改善最大，从 3 分到了最高的 5 分。

"话疗"的确有效果，但在很大程度上也取决于理疗师的水平和参加理疗的小组成员。有了第一次的成功，我后来又参加了一个小组的理疗。这次感觉就非常不好。这次同学的情况比第一次要严重，而且都很沉默。理疗师也没有前一次那么循循善诱地引导，去了几次，我就失望地退出了。

心理问题最有效的解决办法是交流，总有条件与人交流的人就不太容易出现心理问题。但是，有专业指导的交流与毫无目的的交流的功能有很大区别。心理理疗师的作用就在于他们经过专业训练之后对人的心理问题的把握，可以有效地引导患者释放自己的内心结症。说他们像老师很形象，只不过，他们采取的方式并非像老师们宣讲传授知识，而是以拉家常的形式诱导患者谈话。在小组理疗形式下，他们连话都很少说，只是按照"教学大纲"，引导大家进入某个主题，然后便是患者之间相互帮助。这种方式比听、说、教效果更好，因为有心理问题的人有意无意地抵触别人对自己指手画脚，有类似遭遇的人平等的同情、理解和建议更有效果，理疗师的中立、不带任何价值判断和取向，也非常重要。

人身体的有形疾病的治疗固然重要，但从某种意义上说，心理疾病的治疗更为重要。毕竟，决定人的活动的是大脑，而不是手脚或心脏。由于种种原因，国内的精神科和心理咨询业都很不发达。据统计，就目前的精神病，如抑郁症患者的数量来说，精神科医生的缺口高达40万人。心理咨询和精神科医生的严重缺乏相当程度上与我们的制度有关。在政治高压的年代，但凡思想有问题，必定是政治立场问题，除了被批判和处理，不可能承认所谓的中立性质的心理和精神治疗的作用。同时，中国是一个社会关系高度密结的社会，亲朋好友的关系编织得格外紧密，这种环境有助于缓解心理和精神问题。与此同时，也会造成对心理和精神疾病的忽略和不以为然，更会给那些患有这类问题的人造成有形和无形的压力，让他们不敢承认自己的与众不同。

国内心理治疗的落后与精神病患者激增不无关系，很多心理问题在萌芽阶段如能及时制止，就不会演化成大问题，心理治疗的作用就在于此。到美国后，我发现这里对心理治疗极其重视，可能是美国人的心理问题较多，或者是他们定义人的心理和精神问题的界限较宽。有玩笑说，如果按照美国的标准测定中国人的心理和精神状态，高档写字楼里的人大部分都该去看心理医生。美国的心理治疗与精神科治疗是分开的，最大区别是后者靠药物，前者靠谈话。而且，心理医生没有处方权，不能开药，在美国不能开药的就不算医生，因此，这里有资格提供心理治疗的叫作理疗师，次一级的，也承担着很多心理咨询任务的是咨询师或社会工作者。我原以为，精神科医生看病可以报销，但心理治疗的费用或许不报，或者报销比例小，毕竟，心理问题或许算不上真正的病，至少在国人的概念里不算病。如，特别容易发怒、酗酒、夫妻不合、年轻人叛逆等，这都是心理治疗的范围，而这些似乎算不上什么病。跟理疗师或咨询师聊天，也会报销吗？我专门问过美国的医保公司，答复竟是全额报销，且无上限。

神奇的理疗

　　虽说"思想"的毛病有时候不算病，但身体肌肉的酸痛却绝对是病。心理治疗靠谈话，肌肉的毛病就需要看得见、摸得着的治疗了。任何人看病吃药，最大的期望是病情能立竿见影地好转，但这几乎是不可能的，再好的医生、再好的药、再好的手术，都需要一定的时间才能发挥作用。但是，有种治疗让我多次体验到自己的病情"一看就有效"的效果，这就是西医中的理疗（physiotherapy）。

　　西医的理疗是对人的身体外部进行的不使用任何药品的物理性治疗手段，与中医的正骨、按摩有些类似，但比正骨、按摩要全面而科学，是一种全身性的治疗手段。以前在国内看病，很少接触理疗，只听说过康复治疗，但那是针对严重问题的解决办法，如中风后几近瘫痪、车祸造成肢体需要康复等，与普通人的腰酸腿疼没什么关系。那时年轻，很少出现腰酸腿疼之类的毛病，即便是有，大多也都去看医生、吃药，或用外敷药（膏药）应付。国人比较皮实，很多在外国人看来是毛病的不舒服，我们认为不需要去找医生看，不太影响日常生活的筋骨疼，忍忍就过去了，更想不到需要理疗。中医的正骨我听说过，但那时也没什么问题严重到需要被"正骨"，我是到国外后才开始跟理疗打交道，但是受益匪浅，感触颇深。

我第一次接触理疗师是因为臀部经常过电一般疼，严重时都坐不住，之前一直以为是坐骨神经痛，我专门去北京积水潭医院看过，医生不但说不是坐骨神经问题，而且认为我压根没毛病，搞得我很冤枉，没病怎么会疼呢？到加拿大之后这毛病又复发，这次家庭医生看过之后便说，我需要找理疗师进一步检查和治疗。虽然理疗的费用不在公费医疗范围内，看一次75加元（自费看一次医生的价格只有50加元），但为了治病，我还是去了理疗师那里。经过简短的检查，理疗师认为我臀部的问题其实来自大腿、腰以及走路方式。第一天治疗后，效果就很显著。理疗师还给我布置了回家继续练习的家庭作业，经过三次治疗和继续练习，没用一片药，这困扰我多年的毛病就根除了。我觉得理疗很神奇，而且我发现理疗业在加拿大很流行，我们的小镇上居然有好几家规模不小的理疗中心，虽然理疗属于自费项目，但很多人还是需要和愿意去理疗，这说明理疗的确有效果。

在南非时，我的膝盖经常会突然尖锐地疼，像脱臼一般，尤其是在上下楼梯时，膝盖会突然失去控制，有几次险些摔倒。找到理疗师，她检查过后认为产生疼痛的原因是膝盖周围的小肌肉群强弱不均，其中靠近膝盖骨的肌肉力量太弱，不能有效地支撑膝盖盘，因此造成膝盖骨之间摩擦而导致疼痛。而肌肉力量不均衡的原因是走路不当，尤其是使用大腿肌肉不当，此外是身体平衡能力较差。理疗师治疗的手段似乎与膝盖毫无关系，大部分时间让我躺在理疗床上，翻来覆去地折腾腰、腿。此外就是练习平衡走路，将两只脚像测量长度一样，一只顶着另一只，直线向前。刚开始时，我只能摇摇摆摆地走一两步，闭上眼睛后干脆站不稳，原来我的平衡能力如此之差。理疗师解释说，平衡能力差意味着双腿的肌肉用力不均衡，因此给膝盖造成的压力也就不平衡，时间久了就会出问题。这样治疗了一个多月，配合回家后自己练习，这个问题也迎刃而解了。

最让我佩服得五体投地的是美国的理疗师。理疗业在这里很发达，几乎每个社区性购物中心都能看到理疗诊所。我们经常光顾一个拥有十几位理疗师的中心，如此多的人也忙得很难短期内约到他们，最短的也要几周，排队等上一两个月都不稀奇。到美国后不久，我因照顾长期卧床的孩子劳累过度，身上的每个部位似乎都出了问题，从后背、腰、膝盖，到脚腕、手腕，疼得只能靠各种外部保护装备来缓解，如内置钢条的护腰、护腕（包括脚腕和手腕）、护膝，经常全副武装得像美国警察。到了理疗师那里，经过全面检查，她开始进行全身性治疗。

譬如，有段时间，因为过度劳累，我的脚腕疼得厉害，几乎不能走路。据理疗师讲，类似我这种脚腕痛的问题，根源是脚掌和脚趾头落地时力量分布不够均匀，导致这种走路习惯是因为小时候过早地穿了硬底鞋。按照人体的自然规律，小孩子三岁前最好赤脚走路，让脚掌和脚趾随着体重的增加而成型，如果必须穿鞋，也要穿类似厚袜子的软底、软帮鞋。但这很难做到，现在尤其难以做到，因为做父母的在孩子刚会走路时，喜欢早早就给孩子穿那些精致可爱的小童鞋。我听了之后有些领悟，也觉得有道理。试想，如果脚掌和脚趾用力分布不均衡，脚腕当然会受影响。譬如，一侧用力过多。因为没有采取正确的走路方式，于是我的脚腕就"造反"了。顺便联想起在南非居住时，那里的大人孩子都不爱穿鞋，不仅是穿不起鞋的黑人，白人也如此，孩子尤其如此。大概他们出现我这种毛病的概率就很低。我觉得这个解释很科学。但是，是否有办法缓解这种疼痛呢？理疗师说有，然后开始对付我的胯骨、大腿和膝盖，乃至后腰，搞得我有些莫名其妙。而这种治疗方式又神奇般地有效。她解释说，虽然我的毛病看上去是脚腕疼，但造成这种后果的根源是我走路的方式不对。人的脚腕像手腕一样，不应该承重，它们的作用只是提供一种灵活性，因为这些部位没有大块肌肉，甚至没有肌肉，只有筋和膜，筋膜是不可能承重的。我的问题是走路和站立时没有用后背、胯骨和大腿用力，这些部分才是人体应该承重的部位。走路过早形成的落地结构不对的问题已经无法纠正，但是，只要注意用正确的部位用力，疼痛就会大大减轻。经过理疗师的治疗和自己回家后的继续练习，并且注意走路的方式，脚底的某个部位垫上软垫，我的脚腕很快就不痛了。这次经历让我想起在国内看正骨医生的故事。那次也是脚背疼痛难忍，不敢落地，不得不戴护腕。医生检查半天，说我的脚一点毛病也没有，也不用治。像那次看坐骨神经痛的医生一样，他以为我大脑有毛病，明明什么问题都没有，却说疼。可是我的疼绝对不是臆想，是事实啊。现在看来，正骨医生查不出来的问题的确不在脚腕，而是看不见、摸不着的走路姿势问题，肌肉的正确使用问题。

对腰疼的处理更神奇。理疗师压根就没管腰的部位，而是训练我的臀部肌肉以及大腿。原理是，腰本身是由多块小肌肉组成的肌肉群，功能是提供灵活性，如弯腰、转身等。腰疼的问题在于弯腰时用力的部位不对，没有用人体最大的肌肉块——臀部肌肉——发力，支撑腰部的活动，于是就产生了腰疼，乃至严重的腰肌劳损。我跟理疗师辩解说，为了照顾躺在床上的女儿，我每天需要弯腰无数次。我怕她夜里睡觉会滚到地上，给她用的是大号双人床，又让她躺在床的中间部分，而那床只有 30 厘米高。我每次去照料她时，不但需要低下身子，还需要弯腰，再将身体伸出去至少 50 厘米，才能够到她。做这些让人痛苦的动作时，我手里还时常端着东西，每天无数次这样的劳作，腰能不疼吗？听我抱怨完，理疗师让我跟着她站到理疗用的可上下升降的床前。将床调到我描述的家里的床的高度，然后让我照着她的样子，双腿分开，与肩膀垂直，将臀部朝后，大腿用力撑住上半身，同时小腿绷直，固定住下半身，这时再将身体伸向床中间部位，几乎可以伸到理疗床的另一端，但腰部毫无痛感，起降自如。我简直不相信会有这么神奇的方式解决我认为根本不可能解决的问题，每天弯腰工作，腰必然疼，似乎这是天经地义的道理。

搬东西腰痛也是如此。我告诉理疗师，如果不戴护腰，我几乎没有任何力量将放在车后备厢的东西拿出来并搬回家，连装了4升牛奶桶的口袋都拎不起来。她说，你从低处向高处拎东西时，不能靠腰和后背用力，而是要靠大腿和臀部用力。从地上抬重的物件，更要先用大腿和臀部肌肉发力，这样才能不伤腰。回家照她的办法试验，果然有效。

再说手腕疼，理疗师诊断的结论是，我的手腕负责灵活性的三块1厘米大的小骨没有充分分离，于是导致手腕的灵活性较差，受重时无法利用小臂肌肉支撑，因此就会疼。听了这话又让我大吃一惊，原来我有这种先天性的毛病。难怪我用手拧带水的衣物时总也拧不干，难怪我虽然受过多年的三铁项目（铅球、标枪、手榴弹）训练，却连一个俯卧撑都做不起来。这现象让我的体育老师和教练们都困惑。原来这一切的原因在于三块小小的骨头没有分离完全。经过理疗师几次有针对性的按摩，情况好了很多。

后来几个毛病的理疗又让我大开眼界。一次是无枕头平躺眩晕问题。我以为这是天生的，因此连瑜伽都没坚持练下去，因为躺平了就会感觉天旋地转。后来理疗其他问题时，从理疗师那里得知，这种毛病通过理疗是可以治愈的。理疗师诊断的结论是，我耳朵内部的沉积进入大脑内部，造成平衡机能失衡，这与晕车现象有些相似。治疗的手段是躺在床上，将头部伸到床头外，由理疗师左右扭动。通过这种左右的扭动观察我眼睛的反应，可以看出我是否还眩晕。经过几次治疗，情况果然大有好转。而且，理疗师都不用问我的感觉，只要将头部这样左右扭动，就能判断出我的问题是否解决了。

治头晕问题的同时，理疗师发现我脖子部位的肌肉十分僵硬，便建议我在这些部位做理疗。我当然愿意一并把所有毛病都解决了。除了有针对性地在脖子周围按摩，使肌肉放松，理疗师居然还让我转动膝盖来放松脖子的肌肉。这是唱的哪出戏呢？脖子的肌肉怎么会用转动膝盖来治疗？这两个部位毫无关联呀。理疗师解释说，转动膝盖的目的是让腰椎和颈椎跟着转动，而脖子的肌肉在这个过程中就得到调理。他说的果然不错，我转了几次之后，脖子的感觉好多了。为了彻底解决脖子肌肉僵硬问题，理疗师询问了我睡觉用的枕头的高度，我说自己喜欢高枕头，一般都用两个，而且都是腈纶芯或是记忆棉。理疗师建议说，枕头越低对脖子越有好处，睡觉时，脖子与头部应该基本持平，不要出现过大的弯曲，不然就会使脖子肌肉出现扭曲，一天里有七八个小时保持这样的姿势，伤害就很大。除了睡低枕头，还应避免用过硬的枕头，尤其是记忆棉的。这种材料在头部压下去后，会反弹起来，对肌肉形成顶力，表面上看起来有支撑作用，其实加重脖子肌肉的紧张，造成肌肉不能放松和与头部、后背保持平面。最理想的枕头材料是羽绒的，这种材料被压下去之后不反弹。我立刻换了枕头，以前需要高的和硬的，现在用低的和软的，居然也睡得很舒服，脖子再也不发僵了。

女儿的理疗也有类似的"不可思议"。她总说后背肌肉疼，尤其是睡觉时。去理疗时，理疗师治的却是脖子。我不解地问，后背疼跟脖子有什么关系呢？他解释说，她的后背疼是因为睡觉时枕头太高，脖子几乎成40度，这样的结果是把脖子部分的肌肉绷得过紧，进而拉扯了后背。长期这样，后背疼就不奇怪了。后来她去治走路姿势问题，理疗师又没治腿，而是从上半身开始。我也没再不懂行地询问。显然，造成下肢走路姿势不对或无力的原因在于后背和腰部没能支撑全身重量。

理疗的神奇不在于它能治好身体的某些疼痛，更为重要的是，它发现和解释了原先根本不知晓的病和病根，不知道原先认为天经地义的忍痛却有更好的解决办法。如果不是来理疗，我不会知道自己的脚腕痛与脚的先天发育和走路姿势有关，手腕的容易受伤是因为灵活性不够，脖子的问题来自枕头过高等等。它的神奇还在于，让我了解了很多人体知识，明白了在日常生活里如何正确使用身体的各个部位。这些新的实践很见效。这都是普通看病不可能获得的知识。如果说，医学发展到今天，医生对人体内部的问题还停留在猜测水平上，即还不能完全解释为什么有些疾病会产生，例如癌症，因此也不知如何有效地应对。但对于人体的外部机理了解得比较清楚，于是理疗才能做到手到病除，才会"神奇"。

我曾以为，像理疗师这样的职业，跟医生一样，除了学术训练，还要靠多年的经验，因此，年纪越大越可靠。而且，既然是理疗，靠理疗师的外力，因此，他们应该身强力壮才是，像国内中医的正骨医生，从没见过女士。可是，在理疗中心见到的都是年轻人，而且以女性居多，给我治疗的理疗师前后有四五位，都不到40岁，大部分属于小巧玲珑一类。他们的力气和魔术般双手的神奇来自何方？其中的重要因素是诊断的科学性，无论因为什么问题去理疗，理疗师首先要用各种仪器和专业的观察确定病因。例如，有段时间，我的两个手腕有种疲劳过度般的痛，不戴护腕的话，几乎端不起任何东西。理疗师检查的手段之一是用一种半圆尺测量我手腕的弯曲程度，结果发现其中一个手腕的前后弯曲能力很差，比正常指标差了近1/3。进一步的检查又发现，我的手与小臂连接的几块小骨头居然没有合理地分离，而是贴在一起，这样就削弱了手腕的灵活性，进而造成手腕使用不当。诊断准确是有效治疗的基础，当他们搞清楚问题所在，便能有针对性地理疗。如果需要用力的话，也不是用蛮劲，而是像中医针灸一样，对准穴位下手。此外，理疗师的武器极多，大到跑步机、自行车、臂力机、哑铃、弹力带，小到用来练握力的橡皮泥，甚至普通的木棍也是练习正确弯腰姿势的工具。在花样繁多的"武器"的帮助下，理疗师们更显得神奇无比。

美国理疗师的水平高与他们受的专业训练密不可分。我的理疗师们介绍说，他们必须完成3年的课程，像医学院学生一样了解关于人体的知识。最为重要的是，他们每人都有机会在一个完整的人体上做各种要求不同的解剖，接触每一块肌肉，了解各种大小肌肉和肌肉群的功能和纹路，理解肌肉、骨骼之间的关系，从而全面掌握这些部位的活动机理。听了这话，我有些吃惊，理疗师的培训并不是读医学院，只是普通的大专学位。这样的课程都能够做到每人一具尸体了解人体结构，这需要多少资源？听说国内的医学院给学生上解剖课都越来越难以弄到尸体，因为愿意捐献遗体的人太少。以前有死刑犯的尸体，家人一般不认领，便成为医学院的教学材料。现在死刑犯大大减少，普通人的遗体又因各种原因不愿捐献，医学院到哪里获得这类资源呢？倘若他们都不能实地了解人体结构，又怎么能指望他们成为优秀的医生呢？美国的理疗师有这样好的训练条件，难怪水平会很高。

美国的理疗业更为发达，到处都能看到理疗师诊所和中心，即便如此，理疗师还是短缺，约一次要等很长时间。我们所在的理疗中心有十几位理疗师，但约一次理疗少则两三周，多则一个多月，可见人们对理疗服务的需求之高。

前面《眼花缭乱的医生品种》一文中谈到，西医的分科愈来愈细，现在几乎找不到全科性的医生。但是，我认为，理疗倒是一种全身性治疗，的确是把人的身体作为一个整体对待，任何治疗都不是头痛治头，脚痛医脚，而是根据人体肌肉、骨骼的分布和功能进行全身性调理。理疗师不会因为你腰痛把你打发到专治腰的医生那里，他们个个都是全能手。因此，说理疗师是治疗人体外部问题的全科医生，绝不过分。

旅途求医记

在家里的时候，不管生多大的病都不害怕，因为可以从容应对，但出门旅游生病，却是最可怕的意外。生病闹到需要紧急买药、看急诊的地步，更是雪上加霜的事儿，谁也不想遭遇。但我的运气很背，带孩子出门经历了数次不得不在旅游途中看医生的糟糕事儿，记忆最深的是在加拿大、毛里求斯、意大利和中国国内旅游的四次。

序曲：加拿大班夫过敏

初次遭遇旅途上措手不及的求医是在加拿大境内，但也已离家数千公里了。那次是开车到加拿大西部阿尔伯特省著名的国家公园班夫。到达班夫旅馆后，女儿进门就上了床，钻到被子里，抱着电脑开始玩。不多会儿，她就开始抱怨浑身发痒，鼻子也堵得厉害。我们分析了半天，也没找出原因，但她的情况也愈发严重，胳膊上有明显的红疹子。我揭开她的被子，想看看身上其他地方是不是也起了疹子，忽然感觉捏在手里的被子与家里平时用的不一样，仔细揉搓之后意识到，这是一条羽绒被，枕头也是。我这才恍然大悟，孩子对羽毛类过敏（allergies）。好在我们备着抗过敏药。她从床上撤离、吃了药一个多小时后，就完全没事了，虚惊一场。第二天，我们按计划朝哥伦比亚冰川行进，路上在一家中餐馆吃了午餐，孩子还特别要了一份炸虾。离冰川还有一个多小时路的时候，孩子突然说她感觉非常不好，心脏有压迫感，身上又开始起疹子，看样子，过敏又复发了。此时离上一个有旅馆的站已经有一个多小时的车程，离下一站也是如此，中间地段渺无人烟，这可如何是好？照例吃了抗过敏药，但这次似乎没有效果，症状越来越严重，连呼吸都有些困难了。这时，我们已经远远地看到停着很多车的冰川公园入口，可这里除了公园自己的一栋小楼，周围没有其他任何店铺，到哪里寻求帮助呢？看样子，就是找到有卖非处方抗过敏药的超市或药店，也解决不了如此严重的问题。不过，既然有公园管理处，总能打听到一点信息。我急匆匆地奔到信息柜台，发现那里的墙上画着一个醒目的红十字，原来这里有救护点！工作人员了解情况后，坐在她背后、穿着制服的两位救护人员立刻问：“她的意识还清醒吗？”听到这话吓了我一跳，我磕磕巴巴地说：“我们离开车的时候还清醒。”但我心里开始紧张起来，也许这十分钟里，她是不是真的会晕过去？他们听了这话，马上背上急救箱，跟着我们来到车前。还好，孩子虽然有气无力，但神志还没问题。救护人员询问了女儿的感觉，给她测了体温、心脏等，然后对我们说，她的情况还不算很严重，不用找救护车去医院，但我们这里也没有合适的药品给她。他问我们下一站计划去哪里，我说，原来计划看完冰川后往西走，去嘉士伯镇。救护员听了有些放松，说，太好了，离这里最近的大些的地方就是那里了。说着他马上拿出一张嘉士伯的简易地图，告诉我们到那里后怎么找医院。谢过他们之后，我们开车直奔小镇。

我们刚从高速驶入进城的路，就看到十字路口边立着一个醒目的蓝底白字的医院指示牌，路也很好找，顺着进去就看到了医院的大门。也许是因为到了下班时间，也许是小镇上看病的人原本就不多，我们到了急救处，办完手续就进到治疗区，等了几分钟孩子就被医生带到病床上。他询问了情况，便告诉我们的确是过敏反应，打一针抗过敏药，好好睡一觉。如果第二天还没好，继续吃我们自己带的药，就应该可以解决问题。打了针几分钟之后，孩子就昏昏欲睡的样子。回到酒店，我们检查过被子和枕头，确认不是羽绒的，孩子便倒头就睡。两个小时后，没等我们收拾完毕准备熄灯休息，她居然醒过来了，像什么都没发生一样。这次旅途求医的损失是，第二天不得不改变原来继续往北挺进的计划，掉头回到冰川，补上头一天的行程。而我也并未料到，这次插曲只是以后旅途求医的一个小序曲。

第一幕：毛里求斯发烧

2012年春节期间，我带孩子去了一趟离南非不远的著名旅游胜地毛里求斯，在一家海边度假酒店住了一周。本意是去观光，计划去这个袖珍小岛的几个著名景点，如首都路易港、制糖博物馆、海底行走和观看海洋动物、出海看海豚等等。当时正值毛里求斯盛夏，天气既热又闷，好在酒店空调不错，房间里温度很舒适。前两天玩了几个地方，到第三天，孩子说不舒服，不想动，浑身疼，像感冒了似的。我给她先吃了自带的感冒药，但没扛过去。第二天醒来，额头还是很烫，当时还有三天才能回家，靠自己的药显然不行，只好到前台打听附近哪里有卖退烧药的。我想起曾看到酒店的指路牌上有"医务中心"几个字，也许真有这么个中心。没想到，这里还真有一个小诊所，服务员带我绕了半天，到了后院一间简陋平房。所谓的医务中心其实是为酒店员工服务的只有一位医生的诊所，但也给酒店客人看病。不大的地方分成两个房间，外面候诊，里面看病，不用登记。医生看样子是印度人，但显得很有资历。排在我前面的几个人都是黑人和印度人，是酒店员工。我描述了女儿的症状，医生认为像是感冒，但他还是必须亲自去看看，才能下药。我说不必了，给开一点退烧药就可以。我心里暗暗嘀咕，他要是出诊一趟，该给多少钱才好？毛里求斯什么东西都贵，吃顿海鲜饭还要花掉3 000卢比（相当于近600南非兰特，约300元人民币），看医生当然更不可能便宜。毛里求斯全民公费医疗，看病、取药都不花钱，这种福利是否适用于外国游客，不得而知。在酒店看医生似乎免费，如果要交钱，前台会先打招呼。但医生为酒店客人提供出诊服务总该收费吧？我不好直问，明白女儿看病最要紧，便把房号告诉了他，他答应看完这里的病人后就去房间。

我回去不久，医生就来了。他询问了病号本人的感觉，试了脉，摸了摸额头，结论是发烧了（high fever），但也就是38度左右，不是太严重。我诧异他不用体温计就能判断出体温多少。说完，医生从口袋里掏出一支黄色商标的细长瓶子，说这是法国进口的最好的退烧药，泡在水里融化后喝了，应该很快就退烧，另外就是好好卧床休息。我赶紧问了药价，他说，250卢比。我略加思索，又加了200卢比，算是答谢医生的出诊，不知是多还是少。但医生接过钱很高兴，也没有意外的表情，我猜想，在酒店收到小费性质的钱，当然不会意外。我快速算了算，这一瓶只有十片的药，将近 100 兰特（折合 40 多元人民币），是南非价格的两倍，但既是进口药，价格也就说得过去了，关键是吃了以后要管用。送医生出门后，不知出于什么原因，我顺便看了一下房间里的空调温度，这一看，着实吓了一跳！自从我们住进来，酒店事先设定的温度居然一直只有 5 摄氏度！通常空调的温度一般都在 20 度，难怪我们觉得凉快、舒服，尤其是从潮热的室外进来时。我很抱歉地跟女儿说："看来你感冒是有道理的，这里的温度比南非的冬天还低啊。"

孩子的烧倒是当天就退了，看来药是管用的，但以后的三天里，她一直躺在床上，还是说不舒服。我也不敢跑得很远，只好每天在房间后面的沙滩上无聊地坐在躺椅上，跟来这里度假的白人们一样，一躺就是好几个小时，倒是真正度假休息了。到该回家的时候，我正担心又坐长途车，又坐飞机，孩子会很不舒服。没想到走的前一夜，她就活蹦乱跳的，跟什么事也没发生过一样。回想这次旅游，我不住地抱怨说，女儿平时不病，偏偏出门闹毛病，害得我们花了钱又玩不成。好在酒店有医生，不然出去买药、看病，语言不通，会很头疼。但是，跟后来发生的事情比起来，这一次不过是演习！

第二幕：意大利罗马腹泻

2012 年 4 月底，我们一家到意大利旅游。将近一周时间里，我们在威尼斯、佛罗伦萨都跑得匆匆忙忙，只有最后一站在罗马安排的时间比较充裕，在那里停留了四天。因为罗马可看的内容实在太多，四天时间也都很不够。我们计划先乘敞篷观光巴士在城里转一圈，把该看的景点从外面过一遍，然后再决定去哪些景点重点参观，如古罗马角斗场，一定要到里面看才有效果。梵蒂冈的圣彼得大教堂也是如此。还有能带来好运的罗马喷泉、西班牙台阶等名胜。但是，这一切美好的打算刚刚开始，就几乎全部泡汤……

到罗马的头一天，一切按计划顺利进行。观光巴士带我们在罗马转了一大圈，这里不愧为古代罗马帝国的遗址，那些虽已经残破的著名建筑上千年之后依然凸显出当年的宏伟壮观。角斗场挺立在罗马城中心，旁边观看其他表演的千人广场，都让人无法不感叹当年帝国的兴盛和排场。那时候人丁远不如现在这样兴旺，而角斗场和表演场就已经建得如此宏大。梵蒂冈这个被意大利包围的天主教圣地也体现着当年的繁华兴盛，那些教堂不用进去看，也能体会到它的富丽堂皇。罗马的建筑将宏大与精细完美地融为一体，高大的建筑上总是精雕细琢地刻着很多雕塑，老城里的任何一个镜头都会是一栋富含古代伟大帝国寓意的建筑，或是建筑的废墟。就连居民楼的建筑风格也都独具风姿，意大利人真是该为自己的祖先骄傲。

这天下午，我们按计划开始选择重要的景点下车仔细游览。我们先去了罗马喷泉，在人满为患的喷泉前，我们还挤到了池子边，拍了几张几乎没有其他游客在内的照片，而且也像其他人一样，往喷泉池子里扔了几枚硬币，希望能带来好运。我们的要求不高，只希望看完罗马，平安回家便是。此后去了西班牙台阶，那几十级石头台阶上坐满了游客。我们爬到最顶端，拍了一些照片就离开了，因为这里实在拥挤不堪，所有的照片上都有大量的游客做背景，有几张简直分不清到底谁是照片的主角。看了半天，我还是很疑惑，西班牙台阶何以成为罗马名胜？这里能体现出什么呢？下车看光景的时间过得很快，加上每次等车的时间又很长，半天的时间没看几个地方就过去了。

在头一天忙碌的游览间隙，我们居然还有时间在小街上悠闲地逛了一阵，不仅享用了意大利美食，我和女儿还在街头小店排队买了一个巨大的火炬式意大利冰激凌，两人分享，还觉得有些吃不完，味道真的不错。晚上我们兴致勃勃地回到火车站背后的小旅馆，在楼下的中餐馆吃了晚饭，正开始研究第二天的行程，形势就开始发生变化了。

女儿先是抱怨肚子痛，接着开始轻微的腹泻。我也有些不太舒服，但还能忍受，比在佛罗伦萨的那一夜的呕吐和腹泻好多了。我们分析了女儿和我不舒服的原因，判断可能是吃冰激凌的结果。我们的午饭和晚饭吃的不同，虽然都是海鲜，只有冰激凌是我们俩吃的相同的东西，而且都感觉吃完之后胃里冰凉冰凉的。女儿服了我们随身带的药，到了晚上情况还不见好转。止吐的药刚吃进去就又吐出来，一点作用也不起。老公便去找药店，好在附近的火车站大厅里就有一家挂着绿色十字标志的药房，他买回一些止泻和止吐的药。到了大约八点多，老公有些沉不住气，觉得必须去医院，但我们不知医院在哪里。旅馆的服务员也一问三不知，老公便去药店找人问。还好，药剂师不但会讲流利的英语，还很熟悉周围的医生和医院。他告诉我们说，这里的医院晚上是不开门的，只有去夜间诊所，还给我们写了诊所的地址和电话。离我们最近的诊所开车也需要十几分钟，我们只好叫了一辆出租车，往诊所奔去。

去诊所的路上，我们又路过西班牙台阶。那时已夕阳西下，游人明显减少，而天居然还亮着，看来以后来旅游，最好下班之后再出门，清静。司机按照地址，在小胡同里转了几圈，没有马上找到诊所。这些胡同大都是单行的，错过一个就需要重新转圈。转了几次后，他终于认为已经到了，便把我们丢下就准备走。我们看到胡同里都是民居，希望让他等我们找到诊所再走，万一这里根本没有诊所呢？但那司机一点耐心也没有，英语也很一般，敷衍了事地告诉我们，这里就是我们要找的地址，然后便一溜烟儿开车走了。我们无奈地沿着胡同走了一阵子，看着门牌号码越来越小，最后倒也很快找到了那个地址。但是，这里的大门却紧闭着，看上去没有任何诊所的标志，譬如红色或绿色十字之类，这里更像私人住宅。幸好门上有几行小字，我们仔细看了半天，除了意大利文，最下面还有一句英语："八点以后请走另一个门"，箭头指着胡同深处。我们便又走了十几米，找到了另一扇大门，这里的门依然是关着的，万幸有门铃。

门铃响过之后，大门自动开锁，我们推门进去，不见人影。我们自行进入一个院子，然后拐到一座房子里。这里静悄悄的，也不像诊所。我们进去后也没填表之类，就被一位正在打扫卫生的中年妇女带到医生的办公室。这里倒是像诊室了，有装着药品的橱柜，桌上摆着听诊器等等。女医生简单听了我们陈述的病情，便很快判断是肠胃不适，必须打针止吐，然后继续用药。说着，麻利地拿出药瓶和注射器。给女儿打过针之后，给我们拿了两板药，一种止泻，一种止吐。我们询问起病因，医生说，她认为是吃海鲜造成的。据她分析，来意大利旅游的人十有八九会闹肚子，原因是意大利的海鲜与别处不同，或者说，意大利人做海鲜的方式与别处不一样。他们的海鲜首先超级新鲜，常常是当天捕捞的。其次，为了保持海鲜的鲜味，意大利人做的海鲜都没有完全熟透，但也不是生的。这样做出来的海鲜据说会使不适应这种吃法的人产生肠胃反应，类似于过敏，于是便会出现我和女儿的这种症状。有些人可能吃点药，扛几天就会过去，像我一样。而体质弱，或肠胃功能欠佳的人就需要尽快就医，否则呕吐和腹泻不止，会引起脱水等其他问题。

看完病，我掏出钱包，准备交钱。但医生却说，这里看病是免费的。"旅游的外国人也免费吗？"我们有些吃惊地问。她说："是的，外国人也不收钱。"这实在出乎我们的预料。意大利属申根签证区，我和女儿持加拿大护照，免签，我们不知老公的联合国护照也可以免签证，便按要求为他准备了签证资料并购买了医疗保险。因此，我们以为，到欧盟地区旅游看病是自费的。因此，申根地区的签证才要求购买旅游医疗保险。但意大利显然是公费医疗，那为什么还要买医疗保险呢？本来也不用交钱，更不需要找保险公司报销。不过，购买医疗保险的要求是针对所有申根地区国家的，也许其中有些国家的医疗并不免费。后来我问过住在荷兰的一位朋友，答曰，他们国家不是公费医疗，外国游客看病费用不薄。

我和女儿在意大利的几天里的确吃了不少海鲜，我们本来就酷爱海鲜，这里的海鲜又非常美味，不仅有各种鱼，还有如蛤蜊、鱿鱼、螃蟹等。而且，这里的烹调方法也增加了海鲜的美味，惯于大量使用奶酪的意大利人做海鲜却基本不加这种我们接受不了的调味品，让我们倍加钟情当地的海鲜大菜，我和女儿几乎每顿点的菜都是海鲜。可是，来意大利时，我没有准备帮助肠胃适应不同饮食的非处方药，如益生菌，医生建议人们到了与自己饮食相差很多的地区旅游要提前几天就开始服用益生菌，帮助肠胃增强消化能力。我以为这里吃的食品与我们平时在南非吃的东西没有太大区别，不会有问题。大概是海鲜吃得太多，肠胃适应不了，于是就造反了。这一点，我在离开威尼斯之后、到达佛罗伦萨的那天就意识到了，因为我头天晚上吃了一顿墨汁一般的海鲜意大利面，第二天就开始闹肚子，然后一夜呕吐。好在用了药之后一天便扛过去了，我以为这是那黑色墨汁造成的，并没有怪罪于海鲜，看来没有找到问题的根源。

看过医生后，女儿的情况有些好转，但显然没有好到能走很多路的程度，第二天无法出门游览。她让我们不要陪她，自己出去玩，这怎么可能呢？于是，我们只好都待在旅馆休息。这个小旅馆离火车站很近，步行五分钟就可以到，我们这趟出门都是靠火车，所以把旅馆选在这里。但交通方便了，住起来却不舒服，由旧式大楼改建的房间，窗户遮光使用的不是窗帘，而是木质的百叶窗。因年代久远，这些百叶窗已被钉死，不能再打开。所以，房间里没有自然光，只能用灯照明。老公一开始就不喜欢这个旅馆，评论说，这种地方让人觉得憋得慌，只能晚上进来睡觉，白天要是待在这里非憋死不可。这话不幸应验了。在罗马的最后两天，我们每天只能憋屈在这个又小又暗、如监狱牢房一般的屋子里。只有每天去楼下的中餐馆吃饭时才觉得放风一般舒服。离开罗马那天，女儿终于痊愈了。可该去的几个地方却没能如愿去成，如角斗场、梵蒂冈的大教堂等等。女儿甚至还希望去看看时装，也只好放弃。走的时候，遗憾虽有，但总还有机会再来。只是女儿嘟囔说，"不是说，往喷泉里扔了钢镚就有好运气吗？咱们的运气咋这么背呢？"老公则回答说："可能你扔的不够吧，下次来的时候多扔点儿！"

离开罗马乘出租车去机场的路上，我们注意到路边林立的店铺中，有很多挂着绿色十字的药房，隔一段路就有一个。回想起在佛罗伦萨，街道上也是如此。看来意大利的药店生意不错，估计到这里旅游的人生病的不少，所以，我们也就不算运气太背，毕竟还把罗马城粗粗地掠影了一遍，才躺在旅馆"休息"的。

第三幕：在台北过敏

跟班夫、毛里求斯和罗马求医相比，在台湾的这出夜奔急诊室可是有些悬。那是 2014 年年初，我们从南非经北京、香港到了台湾，在台北玩了几天后，去了基隆夜市，除了在那里饱餐一顿，我们还一路拎回来一大包卤豆干、鸭翅、凤螺等，回到酒店便继续大餐，并开始策划明天还有哪些尚未享用的美食必须在走之前解决完。过了十几分钟，女儿突然感觉头皮发麻，接着是脸颊和脖子也发麻。我让她喝点水，吃个苹果，也许这种反应会过去。但她说，感觉越来越严重，能咬苹果，但咽不下去，嗓子（食道）没力气吞咽。以前的过敏，包括班夫的那次也没严重到这个地步。当时马上就到夜里十一点了，我们自己一直备着的抗过敏药偏偏忘在北京，没带到台湾。我认识的一位同事曾经因野生蘑菇汤过敏而差点无法呼吸，半夜三更地在北京叫救护车。想起这个故事，我意识到呼吸道和食道如果出问题，可能会致命。我有些慌乱，打电话问前台，附近是否有昼夜营业的药店？值班的小伙子说有，让我去前台，告诉我如何去找。我本来想自己下楼就可以了，但女儿提醒说，不能把她一个人留在房间，万一她的情况恶化，不能呼吸了怎么办？这个小家伙，这种时候倒是考虑挺周全。于是我带着她一起到了前台，值班经理也在那里。看样子，前台将此事报告给了经理，他们正在等我们。经理建议说，最好直接去医院看急诊，因为药房或许下班了，而且，这么严重的症状，药房难以诊断清楚。然后嘱咐我们去医院时记着带上孩子的护照。

我有些犹豫不决，深更半夜去人生地不熟的医院看急诊？女儿常出现过敏症状，以前旅行时也发生过几次，通常吃了非处方的抗过敏药就会好。但这一次跟以前不同，没有红疹和瘙痒，但呼吸道却出了问题，比较可怕。可能去找医生看看比自己擅自买药更靠谱。可是，这么晚去医院看急诊？医院在哪里？要等多长时间？深更半夜的怎么去？怎么回？我满脑子的问号，站在那里，有些发怵。值班经理立刻安慰我们说："不用担心，离这里最近的长荣医院只要五分钟就到。回来的时候一定有计程车的。"说着，他指示前台值班员给我们找一辆出租车。台湾男士讲话大多声音软软的，很柔和，此刻，这种声音让我镇静和放松了许多。

到了医院，前台静悄悄的。值班女士问了孩子的症状，复印了她的护照，就让我们进到里面去等。我们进去后发现急诊区其实已经坐了不少人，连病人带陪同，起码有二十多人。旁边挂着隔离帘子的病床上也躺满了人，看上去，老人居多。护士、医生们都集中在一个中心区域，全都头也不抬地忙碌着。这么多人，要等到什么时候？依照我们历次在加拿大晚上看急诊的经验判断，没有几个小时，我们别想离开。不过，既来之，则安之吧。能有机会到访台北医院急诊室，也是一种独特经历。有几个旅游者能有这等（好）运气？好在孩子的症状并未加重，有些呼吸困难，但毫不妨碍她埋头玩手机。

等候期间，不断有新病号被送进来。先是坐在轮椅上被推进来的年轻女孩儿，据说是骑摩托车（台湾人叫"机车"）跟一辆出租车发生碰撞或摩擦，腿部有些感觉不舒服。出租车司机不一会儿也跟进来，向围在女孩儿旁边的家人解释着这个过程。似乎双方都认定，事故是受伤的女孩子的责任，跟司机没关系。于是，司机说了声抱歉，就走了。我觉得这事儿解决得好简单，要是在国内，怎么也得吵得惊天动地，可能还得把警察找来评判是非。后来又来了看样子像是一家人，半大不小的孩子需要看医生，父母只是开车送他，大冬天的，他们居然都穿着短裤和拖鞋，孩子进来后就去玩医院里的游戏机。再后来，进来的是一位呼吸困难的老者，三四个人跟着，他很快就被安排到移动床上吸氧去了。

穿白色制服的医生只有两位，但护士不少，起码有五六位，穿着淡蓝、淡粉、淡绿色的工作服，可能分工不同。她们动作麻利，走路快但步履轻盈。每每拿着处方走到某位病号那里，都会很客气而且轻声地说："请家属帮我去药房取一下药。"然后便像天使一般飘走了。

大约等了半个多小时，终于看到医生走过来，轻声地喊女儿的名字。到了医生办公桌前坐下，医生询问了孩子出现的症状和生病过程。年轻的值班医生认为是食物过敏，虽然我们都不清楚，到底是哪种食物或要素引起了过敏。他说需要打针镇静，不一会儿，护士就走过来，递给我一张处方，请我到医院大厅的一个小药房去取针剂。我去了，药剂师显然已经接到信息，站在窗口，我一出现，他便递过来一个小药瓶。我问是否需要先付款，他说不用，最后一起结账就可以。回来后我把药交给一位护士，她来到座位上给女儿打了针。这里的病人需要打针时都坐在自己的座位上执行，不需要去专门的房间。这倒要求护士有高超的打针技术，因为无法借助任何辅助设施保持病人胳膊或臀部的稳定。

又等了半个小时，有位看上去更资深的医生过来看望女儿，问她感觉如何。她之前有些昏昏欲睡的状态，但现在这劲儿已经过去了。医生最后诊断说，可能是食物过敏造成的神经反应，出现麻木、食道无力的症状，所以需要开一点舒缓神经的药，以后出现类似情况也可以用。然后告诉我们，我们可以走了。

我到前台结账，连看病带用药，费用一共880台币，折合人民币170元左右，真够便宜的。在大陆，随便进趟医院，至少得三五百元，乃至上千。我们属于完全自费，收费单子上写得很清楚。如果是台湾当地人，只需要支付总价的10%，才80台币。从进来到出去，一共用了不到两个小时。一出医院大门，路边就有亮着黄灯的出租车在等客。几分钟后，我们就躺到了酒店宽敞的大床上。不由得感慨和庆幸，在台湾，看病真是很方便、快捷、便宜和舒服啊，跟在这里购物和吃小吃一样轻松。

在台湾游览的几天里，跟出租车司机聊天的机会很多，时常听到他们自豪地介绍说，台湾人享有完善的医疗福利，每月象征性地交纳一点保险金，看病就由政府负担了。当然，根据病情的大小，住院的长久，自己也需要负担一点费用，但比例极小。有位司机举了好几个例子说明，即便做一台数万台币的大手术，住院好几个星期，最后自己要掏腰包的也不过几千台币，对于当地人，这算不上什么。我们看急诊就是很好的例证，无论是自费的价格还是当地人的价格，对谁来说都微不足道。而除了手术，急诊通常是看病费用较高的，这与大陆的急诊与普通门诊的收费没区别很不同。即便如此，这里的费用也低于大陆同类看病的费用，可见台湾的医疗保障之好。

旅途求医纯属运气欠佳，但值得庆幸的是，我们这几次在旅途中的求医都很便利，并两次享受了公费医疗待遇。在台湾，即便没免费，金额也寥寥无几。由此想到，各国各地区对旅游者的医疗费用如何处理呢？收费医疗国家或地区原本就收费，旅游者也不例外。有些区域，如申根签证区，也要求旅游者购买医保才能拿签证。而公费医疗国家，如英国、加拿大是什么政策？英国在这方面的做法逐渐改变，过去对旅游者一视同仁，如20世纪80年代末到90年代中期，英国为国外留学生提供公费医疗，无论其居住时间长短。那时也时常听说外国旅游者，尤其是美国人，利用英国的公费医疗专程到这里看牙，据说加上其旅行费用都比在美国看牙要便宜。现在的做法却是，只有学习期限在六个月以上的留学生才能享受免费医疗，少于六个月的只能购买私人医保。对外国人看病也越来越持排斥态度，例如，媒体报道过两起旅游者在英国看急症的消息，一是患有孕期综合征的孕妇，用于治疗她和新生儿的费用达到数万英镑，还有一例到英国看眼病，也耗资不薄。对这些现象，英国人越来越关注，毕竟这些人花费的是本国纳税人的钱。据分析，英国的公费医疗会很快明确将旅游者排除在外。加拿大公费医保由各省提供，因此对旅游者的医疗服务收费与否有不同做法。总的来说，虽然办理加拿大旅游和学生签证不强制要求购买旅行医保，但对老年人却有这种要求，显然担心容易出问题的老年人会增加加拿大纳税人的负担。旅游者事实上不可能享受公费医疗，因为这项服务首先要求有各省的医疗卡，办理医疗卡的首要条件是必须居住在该省三个月以上，旅游者当然达不到这种要求。而且，即便在有些省，留学生也可以享受当地的免费医保，但很多内容不包括在内，如牙、眼、药费和某些诊断检查。

　　假若旅途中发生重大急症，看病又不方便，也没有旅行医保，就不得不意外支付天价医疗费，会让人无比沮丧。所以，出门之前不要忘记了解当地的药房、医院等信息，还要备好所有可能用到的药品，不怕一万，就怕万一。

　　说到我们的旅途求医，都属急诊情况。但我们在旅途中经历的急诊乃至救护却不止这几次，这就是下文要讲的故事。

亲历外国救护与急诊

前文提到的旅途求医当然都属急诊情况。其实，我们经历的更典型的急诊是住在家里时。对我来说，看急诊一向是很可怕的事，小时候特别怕去医院，主要原因是害怕见到急诊室。当时（青岛）医院的急诊室都设在一进门的走廊，无论去哪里，都不得不先经过这一地带。这显然是为了方便有急症的人尽快就医。来这里的患者也都真是需要马上抢救，不是头破血流，就是奄奄一息，还有刚从鸣叫着冲进医院的救护车里抬出来的生死未卜的车祸事故现场伤员。急诊室向来人满为患，空间拥挤，走廊里都站着、坐着和躺着人。有幸被安排在病床上的，那床也只能停在走廊里。病人痛苦不堪，陪同的人也都情绪紧张，急赤白脸，不停地大声叫喊。对一个孩子来说，场面实在太恐怖。每次见到这番景象，我都吓得腿发软，只想赶快屏住呼吸，飞一般地通过这段地带。逃离之后眼前还时常有鲜血横流的画面闪过。因此，只要说到急诊，我就不由自主地紧张。至于救护车，听到这类鸣笛，我的心脏就会蹦到喉咙里。万幸，在国内时我从未看过急诊，更没坐过救护车。到国外生活后，却不幸有几次与救护车和急诊打上交道。

救护神速

　　先说救护车。在英国时我只去过一次急诊，还是被救护车送去的，于是同时体验了救护车和急诊。那次急症是胃痉挛（acute gastric spasm），我疼得只能弯腰窝在沙发里。住在一起的室友们不知如何是好。显然我该去医院，但那时大家都没车，医院离我们住的地方步行至少半小时。情急之中，有人叫了救护车。十分钟之内，就听到楼梯上沉重的脚步声，接着几个壮汉抬着折叠担架，背着巨大的抢救仪器冲进来，搞得我捂着胃部、皱着眉头，却有种想笑的冲动。我的疼痛哪里需要这么隆重地对待？不过，我当时疼得大概脸色都变了，救护人员严肃地问我是不是病了？（原话是："Are you sick?"）我正觉得这种明知故问的话有些莫名其妙，对方立刻接上一句："你吐过吗？"（"Did you vomit?"）我这才明白不是人家问的愚蠢，是我的（苏格兰）英语太差，没正确理解问话内容（在这里，sick 的含义就是 vomit）。于是我赶紧如实报告说没吐过。后来才意识到，吐与没吐关乎重大，吐有可能是更严重的问题。看我不像病得不能动的样子，救护人员问我能不能自己下楼梯，我摇摇头。他们又问，可不可以坐在椅子上下楼？因为楼道太窄，担架打开后走起来太困难。我赶紧点点头。只要不用自己走，怎么下去都无所谓。很快，两个大汉抬着被绑着安全带、坐在椅子里的我拐来拐去地下了四层楼梯，走到救护车旁。后门打开后，他们像变魔术似的，把我坐的椅子变成一张带轮子的担架，从后门下面伸出来的斜坡上推进车厢里。然后像跟我商量似的说："因为你的病情不是十万火急，现在又是夜里了，我们不打算鸣笛，只开急救灯，你看行吗？"我有些受宠若惊，这样的问题还需要问我吗？车开起来后，我觉得躺在担架车上被晃得头晕恶心，问能不能让我坐起来，但被拒绝了，理由是救护车里的病人不能坐在担架车上，不安全。好在不到十分钟，车就到了，否则到了医院我得看两个病：胃痛和头晕。

　　救护车到达急诊中心后门后，我躺在等候在救护车门边的移动病床上被直接送到急诊病房。不一会儿，医生就出现了。他询问了病情，做了简单的检查，便诊断为胃痉挛，并给我喝了十几毫升的粉色液体，我胃部的疼痛立刻减轻，能坐起来了。此后医生递给我一小瓶同样的粉色液体，让我回去后定量服用，最多一天就应该治愈。如还有疼痛感，可以去找家庭医生。然后问我是否有人陪同来医院，我说有朋友在急诊中心候诊室等我，医生便把我送出去，交给我的朋友。整个过程大概只有半个小时。如果不是离开之前找前台护士叫出租车，我连找护士这道程序都免了。朋友说他们替我填了表，签了字。可见抢救危重病人的神速和简单。我被救护了一把，似乎没有任何紧急的感觉。而且，更让人放松的是，英国看病不收费，连救护车服务都是免费的。直到现在，英国的急救服务对所有在其国土上的人都免费，包括旅游者。

　　加拿大的救护服务也很发达。我们居住的小镇退休老人居多，因此经常看到和听到救护车风驰电掣般奔跑的镜头和动静。但是，据说这需要交费，不在公费医保范围。我们自己在加拿大从未叫过救护车。直到孩子在儿童医院等待看病时，出现眩晕现象，护士们立刻叫了救护车，将她送到另一家医院。只是，她并未如我们想象中的那样，得到紧急救护。到医院时，她的情况已经好转，像没事人一样坐在急诊病床上。那虽是个白天，但医生明显不够，等了好几个小时才露面。左查右查，除了发现孩子的血压偏低，没有任何异常。四个小时后，没做任何治疗，也没给任何药，我们便被打发回家。我问孩子坐救护车的感觉，她一问三不知。加拿大救护车服务的收费标准各省不同。我们所在的卑诗省（即不列颠哥伦比亚省）叫一次救护车的费用根据服务内容和距离长短，价格有区别。如果只需要就地救治，50 加元。如果需要送医院，80 加元。但我们这次使用的救护车免费，估计因为是从医院到医院。

此后两次体验救护车都是在美国，也都是为孩子叫的。这两次情形都比较紧急，孩子高烧不退、上吐下泻，人虚脱得连坐起来的力气都没了。美国的救护车来得更神速。而且，打过 911 之后来的不仅有医用救护车，还有一辆带队的救火车般巨大的紧急救援车。我不知为何要来这种车。平时看到的紧急救援车也总是与医用救护车一道出现，可能是为了应付一些预想不到的情况。美国的救护车装备与英国基本相同，但救护人员的救护意识却更强。我以为也会像我那次一样，坐车到医院后才开始治病。但救护人员一进家门，救护工作便开始了。救护人员开始给她测体温、血压、心跳等。上车之后，孩子的胳膊上很快插上了输液管，挂上了生理盐水。而且救护人员还替医院急诊部把另一只胳膊上也扎好针头，这样便可以用最快的速度接上需要的药液。这两次叫救护车的其中一次是白天，救护车一路鸣笛、闪灯，跑得飞快。我开始时还开车跟着它，但几分钟之内它就跑得无影无踪。等我追着赶到医院，孩子已经被安顿在房间，交接给医院急诊中心了。另一次是夜里，救护车只闪灯，未鸣笛，我不在车上，也不知美国的救护人员是否与英国人一样，就鸣笛问题先征求病人的意见。美国看病收费，救护车当然也收费，而且费用不薄，一次大约为730—800美元，好在我们的医保全额报销。

在国内，我们从来没用过救护车。但我的一位朋友跟我讲过她叫救护车的遭遇。那次情况十分紧急，家里老人突发心脏病，靠自己的车送医院根本来不及，只好叫救护车。可是，事与愿违，救护车一个多小时之后才到。到达之后居然要求家里人自己把老人运到救护车旁。理由是，楼道太窄，他们的担架进不去！好在那次有惊无险。那是20世纪90年代的事，放到今天，不要说急救中心调度车辆速度快慢，光是北京拥挤的道路，恐怕救护车就快不了。更糟糕的是，在国内，我从来没见过在国外司机们本能反应一般地给救护车让路的情形。不知是因为交规里没有这条要求，还是大家的觉悟没到这个境界。国外救护车的神速体现着对生命的高度重视，"人命关天"在这里真的是被身体力行的。

急诊不急

救护神速，然而，医院里的急诊却并未如救护一样急。按说救护车送去的病人自然会被紧急处理，但其他人等待急诊处理的速度却不尽如人意。在国内看急诊，虽然人多拥挤，但医生或护士处理得都很快。在国外看急诊的感觉却是急诊未必"急"，未必都能很快解决战斗，而且，看急诊被"慢"处理的情况司空见惯。

我们有次在加拿大看急诊，就等了足足六个多小时，看的又的确是急症。那次女儿用力关车门时，把左手手指夹在门缝里，指头立刻青紫，虽尚未破皮出血，却肿胀得疼痛难忍。我们赶到离家十来分钟的小镇医院急诊室已是晚上九点多。这家医院不大，急诊区却占了一层楼的面积，还被隔成两部分。当时等着就诊的病人加起来不到十个人，看上去也不太像有急病。护士询问了情况，便让我们在外面的候诊区等着。我们以为女儿痛成这样，该优先看医生，但过了许久才被叫到里面，继续等。谁知这一坐，就是好几个小时。这段时间里，来看急诊的人不断增加，十来个候诊的座位都人满为患了。护士们进进出出地没闲着，但只有一位穿白大褂的医生不时出现，看样子，今晚只有他一人当班。看急诊是没有先来先看这一排队惯例的。护士认为谁的症状急，就会先安排谁看。有一两位老人，大概呼吸有问题，虽然比我们来得晚，但先被送进去治疗了。等到几乎所有人都看完了，才轮到六个小时前就排队的我们。拍了 X 光片确认孩子没伤着骨头，医生告诉孩子，没什么要处置的，小心别再碰伤被挤压的部位，回家也可以贴一块创可贴。气得女儿一出门就怒火满腔地抱怨："等了这么久，都后半夜了，最后的结论就是贴个创可贴！早知道在家里贴了睡觉了。"但现实就是如此，看上去很可怕的创伤，不敢不去急诊。但在医生护士眼里，跟其他看急诊的病人比，我们又算轻微病例。急诊室的医生这么少，给每个病人又都看得很认真，长时间等候就不可避免。我的一位朋友在同一家医院看夜间急诊，他因为高血压造成眩晕，进去后很快便被安排到病房，显然，病的轻重决定着救治的先后顺序。

急诊的长时间等候，也不全在于值班医生的多寡。我们那次去台湾旅游时不得不深夜看急诊，好几位医生当班，护士足有十几个。无奈需要看病的人太多，都后半夜了，还有二十多人坐在那里。有些老人的确情况挺危急，像我们要看的孩子食物过敏、头皮发麻、嗓子难以下咽食物，但神志还很清醒的情况，就只能等着。不过，那次也就等了两个多小时。

还有一次，是在美国，我自己开车带孩子去看急诊，这次被处理得很快。看病的手续还没全办好，孩子就先被送进急诊室，由护士进行心电图检查，并很快被安顿到病房里，医生很快就来检查病情。我原以为是这天比较幸运，看急诊的人少，所以才有这种待遇。但到孩子病房外面的急诊区看了看，发现每个房间都拉上了布帘，说明已经住满了人。等最后离开急诊室时，我又发现等候区坐着不下二十人。于是顿悟，这次受到真正急诊待遇是因为孩子的病情：她的心脏感觉不舒服，像被重锤打击一样难受。这类症状大概属于真正的紧急情况，因此，护士、医生要优先处理。看来，急与不急，要视情况而定。

在国外，不该看急诊的病到了急诊那里一定会被慢处理。某次孩子的手腕疼，但不是受伤造成的，大约是劳累所致。本来我打算找主管医生看看，开点药就解决问题。可约见主管医生却要等两个星期。无奈之中便带她去了急诊。那是大白天，急诊中心没几个病号，医生、护士却一大群。就诊区也很大，足有十来个简易病房。按说有这么多医生在，看病的速度一定很快，结果却事与愿违。等医生的过程十分漫长，看着左一位右一位的医生不停路过我们的病房，就是没人进来给我们看病。好在孩子的确没什么紧急情况要处理，就边玩手机边等吧。很久之后，医生才出现，用了几分钟便确诊为肌腱炎。治疗方法是在手腕处做了一个用薄石膏材料固定的护腕，保证手腕不活动，这样便会减少疼痛和最终帮助消除炎症。这种固定方式只是短时间的，还需要去看专科医生，做进一步检查和长期性治疗。这次不急的急诊前后等了至少三个小时，有些得不偿失。况且急诊的费用比看普通医生贵很多，费用还很复杂。平时看这类病，总价大约 400 美元就能搞定。这一次，拍 X 光片、只看了几分钟病、用十来分钟打石膏的急诊，最后的账单将近 2 000 美元。虽然我们的医保计划全部报销，但听说有些医保就不会这么痛快。因此，医保公司建议大家选择看急诊要谨慎。

急诊部写实

看了数次的急诊，对急诊部或急诊中心的记忆，只有不多的一两家。有一家印象和体验最深，是因为那次"急诊"几乎用了一整天。那是孩子外科手术后的一次感染，被救护车送到医院急诊中心后，病房里立刻围满了穿各种制服的抢救人员。除了跟在救护车上的医护辅助人员继续他们的抢救工作外，还来了穿白色制服的医生、蓝色制服的护士，还有绿色制服的医护技工。不同的人同时忙碌着不同的事，有在她的左右胳膊上扎针的，有准备输液药品的，还有为这些人打下手的。他们忙而不乱，各司其职。等所有人忙碌结束，离开病房后，一位男护士走进来，自我介绍说，他是孩子的主管护士，这里的一切都由他负责，我们有什么问题和要求都可以找他，然后就消失了。女儿躺在病床上输液，房间里安静下来，似乎她的紧急状况也过去了，此后便很久没人来。

这个急诊中心在我们居住的区域里最好的（弗吉尼亚州）菲尔法克斯医院。中心有几十个简易病房，分成两大区，医生护士的办公区位于病区的中央。那次也是白天，但急诊病号非常多。病房全部满员，个别患者不得不坐在大厅的沙发上治疗。这些患者显然不需要躺着，看上去也不太像有很急的症状。医生、护士及负责各种检查的技术人员穿梭不止，的确有急诊的气氛。让我诧异的是，上百号人在一个开放的大厅里，却没有多少嘈杂声。病人基本都在各自的病房里，医生和护士们交谈和打电话的声音都很低。这一点国内的医院恐怕很难做到。中国人讲话本来嗓门就大，到了医院，尤其是急诊，讲话声音放大好几倍在所难免，这种噪音会加剧急诊室本来就充斥的焦躁。

这次看急诊的时间很长，医生要确诊孩子的感染属于哪种性质，由此决定下一步该送她去哪里继续治疗。等了大约一个小时，女医生才来到病房。她简要地说了化验和诊断的结果，认为感染与外科手术本身无关，因为 CT 扫描和验尿、验血发现的细菌在胃部和肠道。我们曾要求在这家医院等孩子的病情稳定后将她转到做手术的医院。急诊中心的医生认为没这个必要，可以就在本院治疗。她还解释说，按规定，从一家医院的急诊中心不能够再转到另一家医院的急诊，只能转到那里的正式病房。如果要进病房，就必须有那边医生的批准，过程比较复杂。权衡之后，我们决定留在菲尔法克斯医院治疗。

从来到急诊中心到被转到楼上的临时病房，足足用了六个多小时，其中等待临时病房安排接收新病人就用去两个小时。这么长时间里，孩子除了输液补充失去的水分，没有接受任何治疗。因为急诊医生不是专科医生，不能随便开药。必须等孩子转到楼上的病房、交给病房的专科医生，才能开始治疗。显然，这种性质的急诊基本是要住下再检查确诊，不可能像小毛病一样，简单处理之后让患者去找自己的家庭医生。

我的看病记：中外医疗体制比较

　　这次急诊开始虽急，后来又变成不急，我们在这里待了好几个小时，倒是充分体验和目睹了美国医院急诊室的状况。这家医院的硬件一流，大部分服务也不错。护士们似乎超级忙碌，负责我们病房的男护士除了按时来换输液袋，基本没再露面。有几次想找他问问诊断情况，但四处看不到他的影子。护士办公区除了个别人在计算机前紧张地输入，其他人好像都在病房里。有次我不得不呼叫他，呼叫中心接电话的女士态度极其不友好，可能每天被呼叫得不耐烦。跟她解释清楚为什么要找房间护士后，她反复问了几次，我们真的是因为这个原因呼叫房间护士吗？从她的反应中能明显听出她认为这有些"小题大做"。等了大半个小时都不见那位男护士露面，幸亏我们不属于危急情况，否则还不耽误大事？据说美国每年有 150 多起因护士未能及时赶去处理紧急呼叫的患者造成病人死亡的案例，在医疗界，这种现象被称为护士的"呼叫疲惫症"。他们认为患者总在喊其实并不会发生的"狼来了"，结果真的"狼来了"、需要他们的时候，他们却贻误了时机。我们的男护士也清楚，孩子不属于那种十万火急的急症，因此才怠慢，可能正在应付比我们更紧急的患者。孩子需要如厕，说不上是急诊情况，但这等事情也不能总等下去。我们需要的只是只有护士才能提供的小便器，还希望安排一位女护士来帮忙。久等护士不来，不得已，我便到大厅里观望。看到男护士回到自己的办公台前，便破例直接跟他讲了我们的情况。他答应马上找位女护士来，但这一找，又是很久。我试图动员孩子用纸尿布，但她不肯，说宁可憋着。我只好再次横下心，又到男护士的工作台前堵住他，要求他马上派女护士。他周围有好几位女护士，可似乎谁也不搭理他的请求。磨蹭了一会儿，也许看到我站在那里，毫不妥协，终于有位黑人女孩儿同意过来。其实她要做的，就是打开房间里上了锁的柜子，拿一个小便器给我而已。区区小事，我们整整等了几十分钟。

也许是看急诊的人多，需要检查的人多，而急诊中心的设备有限，因此，每一项检查都要等很久，然后再等下一项，时间就在等待中慢慢逝去。一位医生要处理的患者不少，一个患者等待诊断的时间就短不了。医生对每位急诊患者都不敢怠慢，处理得很仔细和慎重，这也无形中增加了其他患者等待的时间。这几个小时里，我们还不得不在病房吃了一顿饭。我们也见到其他病房的陪同跟我们一样，拎着从医院餐厅买的盒饭进到病房。看上去，所有急诊病人都这样耐心等待。每个人进来后，很少有人很快就离开。除我之外，也没见别的患者擅自去中心办公区找护士或医生。假使大家都像我这样，这里肯定乱成一锅粥，幸好我属于极少数的特例。

当我们拖着疲惫的身体终于离开急诊中心后，对这么漫长的"急诊"似乎也没有多少怨言，既来之，则安之，只要在医院里，出现什么情况都不再可怕。不管怎样，这里的病房条件还是很好的。房间宽敞明亮，患者和陪同的人可以独享一个房间，每位进入急诊的患者基本都有病床和房间，不必像很多地方的急诊室那样忍受狭小的空间和坐在那里一等就是几个小时。看来还是收费医疗的体制能够至少为患者提供舒适的看病环境。然而，这种判断很快就被另一家医院的急诊中心否定了。

几天之后，我们去女儿做手术的（华盛顿特区）乔治城大学医院附院复查，该院的急诊中心就在我们的诊所楼下。我因去那里询问是否能够给孩子安排一辆非急救性的救护车回家而去了急诊室，顺便见到了老医院急诊室的样子。因为急诊中心在地下一层，虽然走廊亮着的灯，但光线依然较暗。狭小的空间里坐满了人，有些陪同的家属干脆靠在墙边。急诊室门前站着位体格健壮、一身黑衣、像警卫一样的黑人疏导员，她一副司空见惯、处变不惊的神态，毫无表情地负责把来看急诊的人打发到旁边登记的前台人员那里。这些人登记完毕后便去排队。患者大多一脸病容，无精打采，因为人多空间小，空气不太好，这是我在国外见到的唯一不像外国医院急诊室的地方，甚至都不如北京一些盖了新门诊大楼的医院的急诊中心。与我打交道的正是那位疏导人士，听到我问的问题，她一脸不以为然，说这里从不为患者提供回家的交通工具。如果我的孩子没有力气坐自己家的车回去，想找医院的车，唯一的办法就是在这里看急诊，然后急诊医生会决定如何送她回家。听了之后我除了失望，也为她冷冰冰的脸色感到不快。在菲尔法克斯医院，孩子出院时医院安排救护车送我们回家，护送人员用移动担架一直将孩子送到自己的床上安顿好才离开。我以为美国医院的服务都这么到位，结果却不是。这两个医院的急诊就是鲜明的对比。

　　回想这些看急诊的经历，如果有什么能够比较的共性和差异之处，从我的经历看，国外的急诊治疗范围涵盖得较宽，是在必须预约等待的家庭医生之外的唯一可以尽快看病的去处，尤其是英国。在加拿大和美国，在家庭医生和急诊之间，还有一种无须预约的诊所（walking in clinic），或者叫作急症诊所（urgent care）。有些患者会选择去这种地方看病，这类诊所的就诊时间比医生诊所要长一些，例如，可能到晚上八点。但在这之后如需要看病，则只能去急诊。就我的经验而言，这种开放式诊所的医生属于给病症不急的患者提供临时性服务，他们的责任心和水平往往有限，很多也需要等很久，不如直接去看急诊。急诊医生的医术较高，无论是加拿大那种由医院安排轮值的医生，还是美国的在急诊中心独立行医的医生。因而，国外急诊室受理的患者通常超负荷。中国医院的急诊室则比较货真价实，除非是性命攸关的急症，正常工作时间内，患者可以直接去医院看普通门诊，没有提前预约等待之烦。只是在夜间，急诊室才会有并非性命攸关但也不能拖到第二天的患者。

不靠谱的"秋后算账"

看病离不开花钱。即便有医保，自己也得掏一定的钱。但这钱怎么交法，也有学问。我第一次在南非看病和化验，就遇到一件稀奇事。这里没有挂号费之说，看完医生才交钱，这与国内先挂号后看病有区别。不过，与国内医院的状况比起来，这种收费的执行毫无问题。诊所里空荡荡的，前台小姐看着每个进进出出的人，她喊住你交钱，你也逃不掉，所以，与国内的不同只不过是先交费后交费的问题。但后面发生的事就有些"离奇"了。

那天我们看完医生，接着去验血。抽血前没要求先交钱。完事后，我主动掏出钱包，问要交多少钱。没想到对方说："现在不用交钱，回头给你寄账单。"

"寄账单？寄到哪里？"我本能地问。

南非邮政的一大特点是，邮政地址大多是一个信箱编号，邮局只负责把邮件放到集中在邮局附近的数百个小信箱里，主人自己定期去取件。只有个别人会用住址作邮政地址。我们在南非没注册邮箱，住的房子是临时租的，从来不用那里的地址收邮件，也从来没收到过任何邮件，连广告都免了。

化验员拿过我填的表看了一眼说："寄到你填的邮政地址啊。"

我倒是的确填了一个家庭住址，但不是很肯定能收到账单。便打破砂锅问到底："为什么不能马上收费呢？要是寄的账单万一收不到呢？"

化验员解释说，不能马上收费是不清楚该收多少。这答复更让我不能接受，哪里有验血不知该收多少钱的？国内看病、验血都有价格的，这里难道没有吗？她于是进一步解释说，虽然都是验血，但最后的费用可能不一样。化验的项目可能不符合医生的要求，需要增加化验内容，因此，最后的费用现在就算不清楚。而且，费用问题是公司会计部门的事，寄账单也是他们的事，跟门诊化验员没关系。我还是不肯罢休，认真负责地告诉化验员，我住的地方从来没见过邮件，所以不能保证肯定收到这账单。她笑笑说："没关系，肯定能收到的。"听上去，似乎这事跟她没关系。也是，她的工作是抽血，收费跟她当然没关系，就是我真的不交费，也不归她管。后来账单自然寄到了，因为门外压根没信箱，那封可怜的信不知是被车碾过，还是被雨淋过，总之脏兮兮地被扔在房子前的车道上，要不是我惦记着要有账单寄来，可能以为是哪里刮来的废信封呢。

在国内看病总是先交钱。看医生要先交挂号费，住院、手术，要先交押金，出院前必须把账结清，医院不会在患者没交钱的情况下放人。这合情合理，无可非议。先看病，后交钱，就有些不太对头了，而人走之后寄账单再交费的做法简直是天方夜谭。

如果说，化验费（大致在 1 000 多兰特，相当于 400 多元人民币）还不算很高的费用，事后才收，万一被赖账损失不大。然而，后来几次手术也发生事前不收费的情况，涉及的数额接近上万兰特，更令我替医院担忧。这种既是"秋后算账"，又颇为"不靠谱"的收费方式，让人觉得不可思议。

我的看病记：中外医疗体制比较

一次我在南非医院拔牙，是全麻性质的小手术。手术前一周多，我就被要求先预付麻醉师的费用。到了医院也是先交费，后进手术室，跟国内看病没什么区别。一切结束后我便放心地回家了。没想到，过了好几周，我接到一封信，是牙医发来的收费单。我很纳闷，不是在手术前已经交过费了吗？于是打电话问诊所的医生，答复是，手术前的钱是给医院的，例如，用手术室和设备等。去拔牙的医生单独收费，如同麻醉师一样。我问："那他为什么不在手术前收费呢？"对方说，他们一直这样收费。真不可思议，哪里有手术做完、病人回家了，才想起收费的？我当然付了这笔从天而降、金额不薄的费用，但还是不由自主地琢磨，这种从未遇到的收费方式确实稀奇，手术前不先收费，过后如果拿不到钱，该如何是好？这可是一笔数千兰特（上百美元）的费用，让人非常有不交的欲望。不交会有什么可怕的后果吗？我仔细研究了一番收费单，上面只写着，希望三个月内交钱，逾期不交的话，每月会加收利息。账单上列了几个三个月以后到半年的不断增大的数额。可是，上面并没有说明，如果半年以后不交钱，会怎样？而且，凭邮件来收费，万一我赖账，说压根没收到过这个账单呢？邮局有什么证据来证明他们送到了，而我也收到了邮件呢？这又不是挂号信，也不用签收。如果是当地人，有身份证，还有可能找到他们，但在流动性较大的人口中也比较困难。我是外国人，办手续时交的身份证明是外国的驾照，连护照都没给（因为没带），他们到哪里找我呢？我的住址是临时租的房子，随时可能搬走、回国。这种收费方式是不是太不靠谱了？

后来我发现，这种收费方式在南非并非个别现象。医院和大的诊所的医生要求看病后马上付费，而大部分医疗机构都是事后寄账单。看病不当场交钱，如果是一个项目的钱，也就罢了。有趣的是，但凡有事后收费的情况，收取的费用绝不止一项，通常是好几项。这么多的收费单很容易让人产生赖账的动机，也许不是所有的机构都会耗费时间、精力和金钱去追款。有些收费单上明确写着，如果未在规定期限内交款，收款方有权将此事转交给专业讨债机构。如果还是无法收到欠款，则会动用法律程序。但这明摆着属于"吓唬人"，事后交钱的账单大多费用并不特别高，从十几美元到一两千美元而已，动用讨债机构和法律程序需要的费用比这点欠款不知要高多少倍。

住久了我开始慢慢理解，南非医疗机构采取事后算账和收费的做法有其历史渊源。这些大城市的医疗机构大多服务白人社会，南非白人社会是一个封闭性很强的群体，如同欧洲其他国家一样。人们长久居住在此，很多方面都有事后付账的习惯，对此习以为常，一般不可能发生赖账现象。据说黑人居住区的医院和诊所就事先收费，因为这些人居无定处，接收邮件也困难，更没有支票、信用卡和网上付款的能力，每次看病交现金最妥当。但这种做法最主要的根源是，白人和上流社会的黑人都有医疗保险，或由雇主提供，或自己购买，看病需要自己掏腰包的部分微乎其微，因此，事后收费涉及的金额不会太大。医疗机构没有必要为当场收费而配备人手，增加开支。

到了美国后，我发现这个金钱至上的国家也有对钱漫不经心的时候。本来我们不需要自己付账，因为大部分情况下，医疗机构与保险公司之间结算费用，患者只支付固定且金额很小的付款，例如，每次看普通医生，自费交 15 美元，仅此而已。但我们刚到美国时，因医疗保险卡未办妥，有一段时期需要自费看病，然后报销，于是领教了一番美国更加复杂烦琐的同样不靠谱的"秋后算账"。如果说，南非的医疗收费已经够烦琐，到医院看一次病要交几份不同的费用，美国的情况更是有过之而无不及。举例来说，去做一次核磁共振，明明当场交了钱，过几周后，又收到付款单，是放射科医生发来的，收的是阅读片子和写报告的费用。时间长了我就有了思想准备，看一次病，交过一份钱，肯定是远远不够的，一定还有后续账单陆续寄来。

分别收费的制度显然很难做到当场算账交钱，因为有些服务不是当时完成的，工作量的多少也不能确定。如放射科医生写报告是在片子拍出来之后，其复杂与长短也取决于病人片子的内容。医院更不能代替放射科医院收费。如果统一收费，必定有人吃亏，要么是病情简单的患者，没有使用那么多的劳动，也要跟过量使用了服务的人交同样的钱。对写报告的医生来说，如果收费不合理，可能收不抵支，于是便会定价过高。价格过高，首先会受到医保公司的抵制，这类费用的大头通常由他们支付。因此，按照工作量收费最为合理。也因此，同一个部位的检查交的费用会不同。这样的结果是，收费只能在完成报告之后。国内同样问题的解决办法倒是很简单：一刀切。只要是某个部位的核磁共振，都收同样的钱（自费患者优惠价除外）。

如果事后收费的做法在南非基本是零风险，在美国却有些风险。这里的人流动性极大，因为各种原因经常更换居住地，电话、手机也经常更改。如果账单不能按时到达患者手里，或者患者有意赖账，就很难找到他们，这又该如何处理呢？尤其是，但凡会赖账的人，都属于没有医疗保险，或保险支付的金额较低，自费比例较高的群体。这类群体以偏低收入者为主（但并不是最低收入群体，这类人可以享受政府提供的低收入医保），这个群体的流动性恰恰较大。观察研究之后发现，自己又是杞人忧天。首先，尽管美国人没有户籍制度，理论上可以自由流动，不断更换地址，让人很难寻找，但是，有这类行为的群体一般有资格从政府那里领取各种福利。为此，他们需要提供自己的社会保险号码和最新的居住地，以便按时收到政府寄来的支票。因此，如果这些人欠款金额很大，医疗机构认为有必要动用讨债公司追款，终究可以找到他们。其次，如果患者的确无法一次支付医疗费，医疗机构会提供一种信贷，按照患者的收入和家庭其他开支，确定一个还款比例，金额很大的账单可以用十几年的时间还清。如果每月按时还款，这笔贷款不收利息，只有过期付款，才会产生利息。由此，有动机赖账的人数便大大降低。最后，美国的金融信用记录体系十分发达，如果有人欠账（不管因为何种原因欠账）而被告到法院，其信用记录中就会显示。如果有这类记录，就别想申请到任何正常的信用卡和贷款（包括房屋抵押贷款），这对很多人有威慑效应。"秋后算账"追要的钱一般金额很低，不值得为此败坏名誉。例如，我们有几次收到的账单，最低额从 1 美元到 3 美元，让人觉得这还不够会计人员准备账单和邮寄的费用呢。为这么点小钱欠账，实在得不偿失。

这种看上去不靠谱和风险很大的事后收费的做法在南非、美国这类的国家能够推行开来，有其社会和体制基础，在国内推行这种做法显然不合国情。不仅仅是国人之间的信任程度极低，当场交费还会有人赖账，想事后靠邮件催人交钱，简直等于不想要钱。这种做法在西方国家可以存在但在国内无法实行的一个更为重要的原因是，国外的医疗资源分布得比较均衡，除非极罕见的疑难病症需要到一流医院找一流的医生就诊，每个地区的患者大多就近就医，长期跟随一家医疗保险公司、一位主管医生和在同一家医院看病，患者的流动性极小。因此，如果发生不交费现象，很快就会影响该患者继续就医。在国内，好医院和好医生大多集中在有限的大城市的大医院，患者可以随意选择去哪里看病，尤其是那些没有公费医疗限制或者可以转院的患者。因此，到这些医院就医的病人来自全国各地，邮政地址不固定，甚至可能不真实，找他们事后交费的确是匪夷所思。

病债与非抵押贷款

刚到美国不久，女儿做了一次脚腕手术。手术前，医院打电话来问，作为（当时先交费后报销的）自费患者，我们打算如何支付这笔钱？老公底气十足地说："用信用卡。"我们信用卡的上限大概是 3 万多美元。对方马上报出一个数额，让我们都傻了。她说，这次手术，不包括医生将单独收取的费用（大约不到 2 万美元），医院的收费是 10 万多美元。以前一直耳闻美国看病贵得很，但"狠"到什么程度，这次终于亲身体验了。我们于是慌乱地联系保险公司，总算避免了自己从腰包里掏大头的尴尬局面，虽然自己也付了将近三千美元。

这就是得病和看病的后果。除了身体的痛苦，资金的耗费是不可避免的，尤其是大病。这个问题在公费医疗体制下基本不存在，买单的主要是政府。但在收费（和混合型）医疗体制下，患者就不得不面对有时很棘手的医疗费用问题。医疗保险可以支付相当大的比例，但是，首先，医保保费本身就是一笔开支，对低收入者来说，这笔费用是不能忽略不计的。其次，也是最重要的，医保支付部分之外还有费用不等的自付部分。最后，还有一部分没有医保、看病只能自费的群体。高额的医疗费用对他们无疑是雪上加霜。看病可以不计代价，这在绝大部分人心目中是天经地义的道理。然而，面对"天价"的医疗费，该如何处理？

国内看病的花费基本没有公布出来的统计数据。因此，每个人、不同群体，每年因为看病而产生的费用到底是多少，似乎从来没有答案。如果大病的费用超出了家庭正常的支付能力，不得不举债，该到哪里借钱或解决这笔费用？似乎没有制度性的安排。病人或家属既不可能到银行贷款，也不可能到单位借钱，更不可能让医院减免，最后的出路只能是找亲朋好友借，这大约是国内解决大额医疗费用的唯一渠道。如此，便不可能有任何统计数字显示，国人是否会因为看病欠债？平均欠债情况如何？有多少为看病倾家荡产的现象？这些问题都无解。

在国内，虽然除农村户口的群体之外，大部分人有公费医保，按说即便看大病，做大手术，也不会出现需要自付天价费用的现象。但事实上，需要个人掏腰包的情况也时有发生，医保的范围有限，有些看病项目虽然包含在内，但具体到一些细节规定，情况就不同了。例如，我在国内看牙时，牙医说要做牙冠。牙冠费用本身是报销的，但是医生告诉我，只有国产牙冠才报销，如果用进口的，就不能报。我的一位年长的亲戚需要做心脏支架手术，他是退休公安干部，享受全额公费医疗，手术费用几乎不用自己支付，但是，这只限于使用国产设备和药品。如果选择进口设备和药品，则全部费用自理，金额为37万人民币。他的收入每月为7 000元，积蓄也有限。在进口设备比国产设备有明显优势的情况下，家人最后决定用进口设备，所需费用靠几个比较富裕的孩子的积蓄以及东拼西借来的资金解决。手术之后，这位亲戚表示，在他有收入的情况下，一定要还清债务，只是不知要用多久才能还清。他一年的总收入不足9

万元，就是不吃不喝，也得还四年。如果保证正常生活的话，大概得用七八年时间才能还清债务。

这种情况在国内比较典型。有了大病，在需要自付的费用很高的情况下，唯一的出路是找亲戚朋友借。而这在国人眼里，完全正常，遇到这种借钱的情况，大多数人也都会鼎力相助，谁没有病灾的时候？况且，救人一命的善举会得到好报。也就是说，国人的巨额医疗费用通常是在百姓的家庭、社会网络内部解决，这是由中国社会几千年的传统导致的，值得庆幸。而缺乏这种资金雄厚的网络的群体，只能选择不治疗，如很多乡村患者的出路。

由此可见，公费医疗体制下，看病费用也会成为一种负担。加拿大也有高价看病现象，主要是不愿长时间等待公费医疗的排队。因此，小型的私立诊所开始出现，但主要功能是提供各种检查，如需要排队很久的超声波、核磁共振等。举个例子，我女儿的膝盖摔伤过一次，后来经常痛，普通的 X 光检查没发现问题，家庭医生认为需要做核磁共振进一步确诊，排队时间是八个多月。如果我们着急，可以到附近的私立诊所去做，一次费用大约 400 加元。但这些费用对愿意掏钱的患者来说，算不上什么。还有的病人因为病情严重或复杂，会选择到国外自费治疗，如去印度做多硬化症手术，到美国做心脏手术等等，这些花费自然不菲，但毕竟是极其少数并且有支付能力的群体的行为，不具代表性。

那么，在西方收费医疗体制下，没有无处不在的家庭、社会网络的支撑，尤其没有找别人（包括亲属）借钱的传统的美国、南非这样的国家，发生巨额医疗费用又缺乏足够的医疗保险赔付的情况下，人们如何解决这个问题？还是选择不治疗？在我居住的几个国家里，只有南非和美国是以收费医疗为主的国家，我曾试图寻找两个国家关于看病开支对个人家庭开支影响的数据，但没有发现南非的资料，却发现了美国的大量统计数据。因此，本文只能介绍美国的情况。

在南非时，我们因为看病时常收到账单，账单上要求按规定期限付款，如到期不缴，欠款人将面临被专业公司讨债和上法庭的后果。但是，在这些文字之前的段落里，也必定有这样的"指示"：如果你没有经济实力交款，可以申请金融帮助计划，详情可到看病的机构了解。有时去看病时，听说你是自费病人，也会被问及，是否需要申请金融帮助。但是，我从未深入研究这种金融帮助计划是什么。因为在南非，能看得起大病的都是白人，他们都有医疗保险，而且相对来说，都比较富裕。至于大量生活在乡村和城市边缘的乡镇和贫民窟的黑人，只能花上几百兰特去看普通医生，再大的病就不看了，也因此，那里的人均寿命极低。

到美国看病的第一感觉不是医生的诊所有多高级，看病速度有多快，医院有多漂亮，医生的服务有多热情，而是各种医疗收费有多高！女儿的手术费是天价，但毕竟不是人人都会遇到这类疾病。就是在日常性医疗保健服务中，如果没有较好的医保，或者全自费，看病的费用也不是小数。一次家庭医生要 350 多美元，常规性验血一次上百美元，拍头部核磁共振将近 900 美元，在急诊中心看一次医生价格为 800 多美元。美国是典型的收费医疗国家，医疗保健行业和药品的收费又属世界之最。没有医疗保险的话，因看病而倾家荡产不是玩笑。购买医疗保险本身也花费不薄。据统计，2016 年美国四口之家的年均医疗开支达 25 000 美元左右。购买由雇主提供的家庭医疗保险，雇员支付的部分一年也将近 5 000 美元。2016 年参加雇主提供的团体医保，个人支付的保费以及自费部分为 11 033 美元。虽然雇主支付的部分也在上升，但增速低于雇员的1%。由此判断，雇主越来越将医保负担通过各种方式转嫁到雇员身上，如高保费、高比例的初期自费扣除比例，以及高自费比例。因此，个人承担的医疗保健费用不断上升。2016年美国人年均医疗费用达10 345美元。如果按每个家庭四个成员计算，就会高达40 000多美元，达历史最高值。

这是有雇主提供的集团医疗保险群体的医疗开支情况，这批人是美国医疗中付费最低的，因为他们享受的医保中，雇主掏大头，个人掏小头。如果没有这种医保，则需要全额购买私人医疗保险。这类保险的保费根据最高年保额，首付自费（deductible）金额和每次看病报销比例的不同而差别很大。保费越低，首付和自付比例就越高。某次我去理疗，遇到一位老者在办理理疗手续，他的理疗首付抵扣金额高达1 500美元（理疗一次的价格大约在300—360美元），而我们的保险的理疗则不需要支付首付款，每次只支付固定的15美元。有些情况下，即便有医保，但医保合同网络内的医生服务较差，去好的医生那里看病，可能费用报销比例较低，甚至不报，这样也会引起额外的医疗开支。

最令人担忧的是，美国还有相当比例的群体没有医疗保险。据我了解的信息，美国没有医保的人在奥巴马医保制度实施之前的2011年达到了惊人的15%，2014年无医保的总人数为3 600万人。即便在奥巴马医保制度实行之后的2015年，每十个美国人中还有大约一个人完全没有医保，总数达2 800万人。这些人一旦生大病，倾家荡产也不可能支付得起巨额的医疗费用。

如何解决看不起病的问题？收费医疗体制的做法大同小异。南非为低收入人群提供了"医疗计划"的公费医保，享受这种医保的人大约占人口的20%，且基本都是黑人。此外，少数公立医院看病免费，也是很多低收入者看病的出路。美国的做法是这样的：其一，为弱势群体提供补贴医疗保险（Medicaid），这些人包括低收入者、残疾人、孕妇和儿童等，资金由联邦政府和州政府联合提供。这一保险计划包含了主要的医疗保健内容，如看医生、住院、老人院、上门保健服务等，还包括在老人院和上门服务的长期保健费用。但是，不包括药费，只是为低收入的老人购买的私人药品保险计划提供保费帮助。目前享受这一保险计划的人数达7 200万，是美国医保规模最大的项目。

美国还有一种公费医保是为65岁以上的老人提供的医保（Medicare），这种医保分几个等级。理论上，这种保险是公费医疗，但其基础部分（计划A）还是要根据被保险人纳税的情况缴纳保费，从免费和每月缴纳217美元到413美元不等的保费。这部分每个保期（通常是一年）的首付自费部分为1 316美元，自付部分还与治疗期限有关，超过60天到90天，每天的自付部分为329美元，超过90天以上，每天的自付部分达658美元。基础部分报销的内容也有很多限制，如在长期监护保健、看牙、配眼镜引起的视力检查、助听器和为此进行的检查、针灸、美容性手术以及常规性脚部护理等。这些项目是老人通常需要的服务，为了减少这些项目的开支，还需要购买二级计划（计划B）。二级计划的首付自费金额为一年183美元，在此基础上，看医生、门诊性理疗和耐久性医用设备的开支可报销20%。然而，有了两级计划之后，药品却还是不在报销范围内。老人常年吃药司空见惯，为了减轻药费负担，又必须根据自己的用药情况购买不同的私人药费保险计划。保险计划每年可支付最高2 510美元的药费，超过这一封顶数额的费用只能自付，直到金额达到

4 050 美元，政府医保才会介入，予以 95% 的报销。对于常年服药的老人来说，花费在 2 500 到 4 000 美元的药费并不少见。

美国每年医疗开支总额中，5% 的有病人口占了总费用的几乎一半。而一半的人口基本不发生医疗费用，只占总费用的 5%。也就是说，巨额医疗费用负担的一半是由人口的 5% 承担的。因此，这 5% 的人口负担的医疗费用大大超出人均费用。因此，美国因医疗欠费而无法支付房屋抵押，导致房屋被银行收回的案例占总数的 57%。2012 年的研究发现，在 2002—2008 年，老年公民中有 1/4 因为支付不起医疗费用而宣布破产，43% 的人因此不得不将自己的自用住宅抵押或出售。

个人支付不起医疗费用该如何处理？有次我去办与医保有关的事，等候期间，跟旁边的一位老者聊起美国人看病费用问题。因为孩子刚做完的一次手术耗资十几万美元，如果没有 100% 的医保报销比例，这种负担一般人很难承受。我对那些医保较低的人看大病如何付费特别关心。尤其是老人的医保能报销的部分有限，而他们大多只有退休金收入，如果发生巨额医疗费，该怎么办？我便问起这个问题，这位老者似乎并不像我这般杞人忧天。他说，收入低的群体，像退休老人，政府提供的医保虽然只报 80%，但至少大头不用自己付了。此外，还可以买辅助保险（二级保险），把主要医保计划不能报销的部分由二级医保消化。他说自己很幸运，除了政府的医保，原来的雇主提供的医保可以继续享受，因此，看多大的病也不用自己掏很多费用。"那其他没有这么好的保险的人呢？他们如果做手术，花几万、十几万，乃至几十万美元，怎么负担呢？"我问（我父母在美国没有拿到绿卡之前完全没有医保，而他们的身体并不好，需要常年服药，也难保万一有个闪失，因此那时候经常提心吊胆，生怕他们出大病，进医院，搞不好，我们会倾家荡产）。老者说，这不用担心，可以参加分期付款计划（care credit）。根据自己的每月收入，按一定比例每月付款。不过，他也承认，有些人的这类"贷款"会交十几年。后来我去看牙时，因为自费部分比较高，到了几千美元。牙医诊所建议我参加这种分期付款计划，如果能够每月按时还款，就不用交利息（像信用卡一样，如果在账单规定时间内全部还款，就不会产生利息。只有不交全款，只能部分还款，其余部分才会需要在本金之上加缴利息）。

这种医疗保健贷款是收费医疗体制下解决患者和医疗机构双方金融负担的极好方式。但是，即便有这样的制度安排，美国人因看病而欠债的情况还是存在，而且不是小数额。据分析，美国因无法支付房贷导致房屋被银行收回的人群里，57%的人是因为病债或其他医疗开支引起的，这批人里只有10%的人是无医保的，即因无法偿还病债而面临房屋被收回的人群中90%是有医保的，但医保也没有解决超过他们自付能力的部分。譬如，2012年数据显示，26.6%的有医保的人也欠病债，当然，无医保的人欠债比例更高，达39.8%。也就是说，美国每四个人中就有一个为看病而欠债。尽管2012年以后，欠债人的数量下降了5.8%，但是，到2015年，即奥巴马医保制度全面实施之后，有医保的人口中依然有22.8%欠债，无医保的欠债比例为30.5%。

在这里必须说明，美国人欠债的概念与中国人是不同的。中国人只要借了钱，就算欠债了。但美国人借钱本身并不算欠债，例如，使用信用卡到期付款时，如果一次性支付了账单，就不算欠款。按时分期支付规定金额的账单也不算欠债。只有过期不交钱，才被算作欠债。举例来说，如果一个人用信用卡花费了100美元，一个月后按时全额支付了账单，此前一个月里"借用"银行的钱就不算借。如果每月按规定交 10 美元的分期付款加利息，哪怕还有 90 美元的钱未还，也不算欠款。只有到期没交任何钱，这 100 美元或 90 美元才算欠款。如此，美国人实际的欠款金额大大超过统计数据反映的程度。

当然，美国人如果愿意，也可以为看病欠债而倾家荡产。个中缘由在于，美国人欠债很多，稍有意想不到的开支，就会出现资不抵债现象。如果申请破产，所有债务全免，因此，他们有时会采取这种手段逃避债务。只不过，一旦申请过破产，再申请信用卡和任何性质的贷款就基本不可能了，因为信誉不好。所以，不到万不得已，不会选择这等下策。

综合上述分析，除了完全公费医疗的国家，为看病欠债的情况到处都有，其中以身体健康情况较差的低收入群体欠债比例较高，出现雪上加霜现象。在国内这种负担由患者通过非正式的家庭、朋友和熟人借款应对，还款期限则看具体情况，可以很短，也可能很长，但绝不会像美国的医疗资金贷款这样依据个人收入比例长期性分期付款。南非和美国的收费医疗必定造成一部分人无法负担一次性大额医疗开支，于是催生了医疗金融帮助计划。这是一种很好的制度设计，保证大部分人能够看得起大病，同时又不会一次性负担过高的债务。还款金额依据个人收入而定，不会为看病影响正常生活，如果每月按时还款，连利息都免。如同房屋抵押贷款一样，在没有足够资金的情况下，提前享受自有住宅的生活，靠未来的收入偿还眼前的享受。当今的趋势，无论是公费医保，还是收费医疗，因医疗费用过高，政府无力应对，医保公司不愿亏损，费用的负担只能逐步通过提高保费、限制报销比例等措施转嫁到患者个人身上，那些不愿交高额保费的人一旦发生大病费用，就不得不负债，因此，发展有效的病债分期付款制度十分重要。这种贷款不需要担保，重要的是，医疗金融帮助计划的发放不像房屋抵押贷款那样，要看贷款人的还款能力，医疗贷款只要申请，就会批准，将之称为"人质抵押贷款"似乎挺合适。

最近不仅在国内的议论医疗改革中对过高的医疗费用比较关注，在美国也有不少研究分析为何美国的医疗开支很高。其他国家也面临医疗费用不断上涨的困境。各国的情况不同，但有一点或许是相同的，这就是医疗技术的发展、新设备和新药的研制速度日新月异，这些成本昂贵的新式"武器"进入医疗保健领域之后，必定引起费用的上涨，除非患者不想采用这些价格较高的手段。换句话说，在穷尽其他资源的前提下，人们是否愿意为及早和有效地得到治疗而付出更大的代价？为此欠债也在所不惜？公费医疗体制，至少是加拿大，显然将此类服务的经济负担转嫁给患者，而收费体制下更无须赘言。为了能够及早和有效防治一些目前还不能治疗的疾病，人们是否能够接受这样的理念：看病的代价在家庭开支中的占比也许应该超过其他大额开支的分量，如住房贷款？换言之，为看病欠债不必大惊小怪，既然可以为购房欠债，而且动辄几十万美元、几十年的债务都在所不惜，看病为什么不能欠债呢？毕竟，身体的健康和寿命的长短比是否住上自有的房屋、是否拥有最新款的车、是否能够经常周游世界等等，要更为重要。

缀在书末：比较与思考

切身经历了不同国家、不同医疗体制下的就医看病，不能不对中国的医疗保健体制改革做些肤浅的、外行的思考。我们非常善于学习世界上行之有效的经验，但是，我们又有自己独特的国情。很多在别的国家实行了几十年的体制，在国内是否行得通？或者，哪些做法可以借鉴？

下表是我简要总结的我所经历的五个国家的医疗保健体制的主要特征。这些比较内容将是后文探讨的话题。

表1　五国医疗体制特征比较简表

体制特征	中国	英国	加拿大	南非	美国
完全公费医疗	否	是	是	否	否
收费医疗为主	否	否	否	是	是
混合型医保	是	否	否	否	否
医生独立	否	是	是	是	是
家庭医生制	否	是	是	是	是
医药分家	否	是	是	是	是
公立医院为主	是	是	是	否	否
公立、私立医院并存	否	否	否	是	是
存在非营利性医院	否	否	否	否	是

谁该为医疗保健费用买单？

各国医疗保健行业的核心问题在于谁来为医疗保健费用买单，中国也不例外。国内在 20 世纪 70 年代末期改革开放以前和之后的相当长时期内，城镇职工的医疗保健完全公费，农村在一定程度上实行合作医疗，基本不在政府的医疗保健开支范围内，因此，以下讨论将只限于城镇人口的医保。改革开放以来，随着公有制的逐步削弱，过去政府机关和城镇企业职工的完全公费医疗制度也在走向解体。在这个漫长的过程中，医疗保健体制不断进行各种调整，趋势是从政府完全买单、部分买单转向其他渠道买单。政府原本就不创造任何收入，完全靠纳税人支撑，过去所有惠及全民（指城市户口居民）的各种福利无非是通过政府的手再返还给民众。现在政府没有财力承担这一系列费用，出路只能在民间。医保最初的思路是将费用负担转嫁给由个人支付小头、企业和社会医保支付大头的体制，从开支的具体分摊情况看，负担最重的是企业。私营企业是要赚钱的，有些国企也如此。过重的医疗保健费用显然不利于这一目标。因此，企业会寻找各种漏洞，将医疗保健费用越来越多地转嫁到个人身上，最露骨的做法就是没钱报销医药费。政府则通过文件形式要求提高个人缴费比例和医院开支"节流"。2017 年年初施行的《关于加强基本医疗保险基金预算管理　发挥医疗保险基金控费作用的意见》就明确指出，当前医保基金存在"中长期不可持续的风险"，"不合理增长的医疗费用部分抵消了政府投入的效果"。因此，每年 6 月底前，各医保统筹地区必须完成上年度医保基金精算报告，确保提高基本医保水平不超过基金的承受能力。提出的措施首先是提高个人缴费比例，名为"开源"，其次才是"节流"，为激励医院节流，文件允许医疗机构将结余部分留用。

然而，开源将巨额医疗保健费用转嫁到民众头上，显然会遭遇重重阻力，可行性较弱。最可能出现的情况是被保险人无法或不愿承担医保过高的自付部分而选择不保险，碰运气。从我这几十年在国外看病的经历来看，无论公费医疗体制，还是收费医疗体制，没有哪个国家的多数民众需要负担医疗保健费用的大头。美国的私人医疗制度最为典型。被保险人无论是通过雇主还是自行购买的医保中，自费比例与实际获得的利益相比，都是微不足道的小头。由此得出的结论是，如果医保负担转向民众，发展真正意义上的私营医疗保险机构便是可行之道。除了政府提供给弱势群体的免费或小额费用的医保之外，大部分人应当同时购买私人医保以解决医疗保健费用。

这对很不发达的私营医保市场提出严峻挑战。国内的保险业经过几十年的发展，在财产、人寿两大类领域已比较成熟。但是，在真正意义的医保方面几乎是空白，虽然有个别的大病保险。医疗保健领域的保险远比财险和寿险复杂得多。现有社保中的医保和政府及企业为公务员和职工提供的医保都属于粗线条，在大的项目上有规定，但并不细致，最后是否能够做到收支平衡甚至有结余，是个很大的问号。目前的很多措施间接说明，这种医保是收不抵支的，其中差额不是小数字，医保基金的运行越来越困难，的确非营利。对于以营利为目的的私营医保企业来说，这种保险设计远不能达到收支平衡并有利可图的效果。

在南非和美国这两个我经历过的收费医疗体制中，私营医保公司主宰着主要的医疗费用市场。它们的医保政策、保费水平决定着多少人有能力购买何等标准的医保，也就间接地决定着个人需要负担的医疗保健费用。这些企业的医保实践经过上百年运作积累的经验和精算水平的不断提高才达到如今的水平，即便如此，有些医保项目还会出现亏损，不得不停止和不断调整。我们的医保网站上就被保险人可获得的各类医疗服务的内容和报销规定详细得令人眼花缭乱，几天几夜都研究不清楚。这些规定需要严谨到操作人员可以准确地为每种收费按编码对号入座，没有任何模棱两可之处。被保险人、医疗机构与医保公司之间不会出现任何为收费发生的纠纷。对于连褓褓期都称不上的国内私营医保企业来说，的确是任重道远。此外，一旦私营医保企业大规模进入市场，政府的监管能力也会面临巨大挑战。医院与医保企业的角逐和大战也会连绵不断，选择合适的保险项目也会对被保险人的知识面和决策能力提出新的要求。这个过程任重道远。

家庭医生制度在国内是否可行？

家庭医生制度是减轻医院压力和过高医疗保健成本的有效措施，同时也是合理配置医疗资源、提高专业医疗水平的有效渠道。但是，这种制度在国内是否能够推行？

外国家庭医生制度的推行有其历史渊源和社会背景。首先，无论英国、加拿大、南非，还是美国，人们的居住相对稳定，社区概念极强，即使是流动人口也会很快融入某个社区。家庭医生在这样的环境里生存。而国内，人们的流动性极强，无论是乡村向城市的流动，还是同一个城市人们居住地的更换，都远比国外的流动频率高。在这种背景下，家庭医生的经营就很不稳定，过去的病人会离开，新的人员会流入。所谓长期掌握一个人的病史，并有针对性地看病，对极少数人可以做到，对很多人却做不到，这就失去家庭医生存在的主要基础。其次，无论是在公费医疗体制下，还是在私立、个人通过私人医保付费或自费制度下，家庭医生都需要独立经营。这对国内习惯了在医院上班，从医院领工资，几乎不具备经营才能的医生来说，这种变动的幅度太大，基本做不到。在其服务范围内的居住人口如果流动性很强，造成医生的收入不稳定，则会出现家庭医生不断变迁行医地点的现象。这无论对病人还是对医生，都非常不利。像英国、加拿大，由国家根据看病人数支付家庭医生的工资，也很难做到，尤其是为作假留下很大空间。如果像英国那样，家庭医生的分布由政府根据人口居住的密集程度安排，如同学生就近入学一样，也是一项巨大工程。尤其是，以什么标准分配不同的医生到不同的区域行医？最后，由医院里的医生转为家庭医生，是自愿报名，还是主管机构决定，也很棘手。医院的医生不可能直接变成家庭医生，必定需要培训和实践。如国外的制度那样，医生从医学院毕业之后，要经过相当长的时间，在不同的科室实践和锻炼，拿到行医执照，才可以成为家庭医生。这个过程的费用谁来负担？

有意思的是，国内农村地区村里的土医生可以看作家庭医生的雏形。他们非正式地了解全村男女老少的健康状况。假如他们能够被接纳到官方体系中，作为村民与乡级以上医院的桥梁，对促进农村医疗制度的改革，提高广大农村地区人民的健康水平，无疑是有帮助的。

医生与医院、医与药的分家

养人是最复杂的管理，从哪个角度来看都是如此，国内外也如此。国外的医院不必养医生，这是它们最具优势的地方。那么，国内的医院是否有可能使医生摆脱医院，使双方各有工作的选择自由和管理负担的减轻？这与前面一个问题密切相关，没有独立的医生，哪怕只是家庭医生这个层面，医院就不可能把医生甩开。因此，对这个问题简单的回答是不能。

然而，单独的医生无法与医院分离不等于他们不能整体性脱离医院。例如，医生可以按专业建立诊所，如内科、皮肤科、牙科等小型诊所。通过这些机构与医院发生联系，如推荐病人到医院进行大型检查、住院或手术，会大大缩减医院的规模和管理上的负担。这种设想显然比让医生作为个体独立经营可行。只是，这种医疗服务体系的架构将对监管机关提出更高的要求，比由医院管理自己的医生的难度要大得多。

由于历史原因，国内医药是不分家的。早期的不分家是为了患者方便，毕竟看病之后的下一步就是取药。不分离的前提是医院的资金来自政府，不需要自负盈亏，因为药费和看病的费用都不存在利润。改革开放以来，长时间内医药还是合二为一的。市场出现了独立的、药品种类有限的药店，这并未削弱医院卖药的垄断地位。这种制度令民众和政府不满的地方在于医院利用自己的垄断地位开大药方，收取不合理的药费，医生与药商合谋，从卖药中提取回扣，公费医疗中居然有高压锅之类日常品出现在医院药方里的稀奇事。

目前国内在尚不具备医药完全分离的条件下，要求医院不得对药品加价，只能以平价出售，这样做的目的显然是要堵死医院用药赚钱的渠道。

医院利用药品赚钱自然不合理。国外的医院与药房毫不相干，各自独立经营，在公费医疗体制下亦如此。虽然药费最后的买单者也是政府，但是，从另一个角度看，国内医院的这种做法也是有道理的。过去的医院完全由政府出资，改革之后，医院被要求自负盈亏。而在挂号费、检查费、住院费、手术费等医疗服务项目的价格上，医院没有任何调整和加价的自由。这些价格由政府根据甲级、乙级等医院等级规定好了，这些费用的价格与实际发生的费用相去甚远，医院不可能从这些主要服务上获取利润。如此，自负盈亏的医院从哪里获得利润？唯一的渠道是政府尚未严格控制或控制困难的药品数量和价格。在最新发布的关于减轻医保基金压力的《意见》中，要求医院"节流"的做法显然把医疗费用"过高"的矛头指向医院，在药品只能卖成本价的前提下，有些医院提高了挂号费（称"医事服务费"），希望借此增加收入，弥补药品收入的缺口。然而，略有常识的人就可以看出，这种幅度有限的微调不能从根本上解决医院自负盈亏的问题。政府的这种做法无非是再次将球踢给医院。

国外的私立医院和非营利性医院取得收入的主要途径是收取合理的服务费。在医生并不隶属于医院、医院也没有养活医生的负担的情况下，医院创收的任务相对简单。即便如此，以南非和美国私立和非营利性医院的收费水平来看，医院的费用依然远远超过已经如天价般的医生服务费。例如，南非的一次门诊性拔牙（也要全麻）手术，牙医和麻醉师各收 4 500 兰特和 300 兰特，医院的收费是 10 000 兰特。在美国做一次骨科脚腕手术，顶级专家的收费为 12 000 美元，麻醉师的费用是 3 500 美元，医院的收费超过100 000 美元！医院收费的根据在于它提供费用昂贵的设备，如手术室及各种检查仪器，需要"养活"大批辅助人员，如护士、技工（比护士低一个等级的护理人员）、杂工、行政管理人员等等。如此看来，国内的医院只靠略微提高的门诊费弥补其他方面的亏损，只能是杯水车薪。最近公布的公立医院收入构成资料显示，医院的医疗服务收费只占总收入的 30%，其余 70% 来自药品和耗材等物品消费的收入。如果医药彻底分家，医院要实现自负盈亏，唯一的出路是大幅度提高各种服务的收费，从医生到护士，从各种仪器到手术室，乃至医院大楼的折旧。而做到这一点的后果则是医疗费用天价般的飞涨，这在中国国情下是不允许的。

　　写到这里我冒出一个想法。国内的大部分医院仍是"国有"，既为国有，政府理当是为其提供资金的主要买单人。在医院实质上不能大幅度提高医疗服务收费，做不到自负盈亏的前提下，政府就该是唯一的买单人。如同很多国有企业长期依靠国有银行贷款为生一样。各级政府的事业单位虽然也要求创收，但主要开支，尤其是干部职工的工资、福利都由政府负担。既然政府为自己所有的事业单位买单，为何不为最重要的事业单位医院提供必要的资金呢？尤其是，政府不断强调医院的特殊服务性质，救死扶伤、治病救人，与普通的事业、企业单位是不同的。与此同时，却把医院完全甩到市场上，绑住其手脚后又要求其自负盈亏，不要给政府添麻烦，不要给患者增加负担，如此，医院唯一的出路就是没有出路。政府显然意识到这种不合理的"推卸责任"。在规定取消药品加价后，政府按县、市的行政级别提供相应金额的补贴。

允许大规模创办私立医院的现实性

改革开放以来，很多人富起来了，不少人暴富。就他们能够承受的医疗保健费用来说，私立医院按市场价格收费似乎不是不能接受。国内数量不多的外资或合资医院看病费用与公立医院不可同日而语，但也不愁维持病人数量。有些人还能够到国外看病、做手术。因此，是否可以在公立医院之外允许出现有规模的私立医院，将一部分人的医疗保健引导到私立医院，减轻公立医院的压力，值得考虑。

国外公费医疗制度下的公立医院为全民服务。收费医疗制度下的公立医院主要为低收入和无医保的群体服务，这类人通常是少数，美国公立医院占医院总数的比例极低（与私立医院一起才占30%）。南非的情况例外，那里的黑人比例高，其贫穷程度导致其无法支付私立医院的费用，于是只能由政府用富人（即白人）的纳税承担黑人的基本医保，因此，那里近85%的人口使用公立医院。国内是否也可以考虑保留部分公立医院为低收入和低医保的群体服务，医院按照市场价从这些患者的医保（即政府）收取费用，实现自负盈亏。部分公立医院可以转化为私立医院，完全按市场经营，为医保较高的人群服务。这部分患者并非一定要全额自费看病，可以通过不同类别的医疗保险项目减少个人负担的部分。

以上讨论的问题是各国医疗体制的核心内容，公费和收费医疗体制各有其做法。各国医疗体制都有其形成的历史原因，也各有利弊。没有哪个国家认为自己的医疗体制无可挑剔，也不能说哪种医疗体制比另一种更优越。英国、加拿大公费医疗体制下的患者们抱怨医疗资源短缺，不紧急的病和检查动辄排队几年都不稀奇，也享受不到某些尖端技术和药品。收费医疗体制，如美国，大众抱怨医疗费用太高，医保公司报销的花样繁多，限制繁多。甚至很多人不买和买不起私人医保。而且，各国的医疗体制也都在经历着缓慢的改革，公费医疗逐渐从完全免费到被保险人需要支付名义性的保费，有些项目从公费医保中剔除等。只不过，其他国家的医改与国内医改的幅度和规模无法相提并论。国内新一轮医改可以参考和借鉴上述的国际流行做法，逐步将其中在国外行之有效的内容引入国内现有体系。但是，引入的程度需要慎而又慎。大幅度的医改必定引起社会的较大动荡，尤其是医疗保健这种涉及每个人切身利益的领域。由此，渐进性、试验式的改革是最佳选择。无论医改朝什么方向走，政府的作用一定是监管的角色，而不是参与。有效的监管是一项艰巨的任务，各种政策的制定必须符合实际，否则，政策就会被钻空子，所谓"上有政策，下有对策"，改革就会变形，事与愿违。